神经重症监护要点

Neurocritical Care Essentials
A Practical Guide

[加] 麦平德·S. 塞克宏
唐纳德·E. 格里戴尔 主 编

林兆恒　龚　焱　张颖影　译

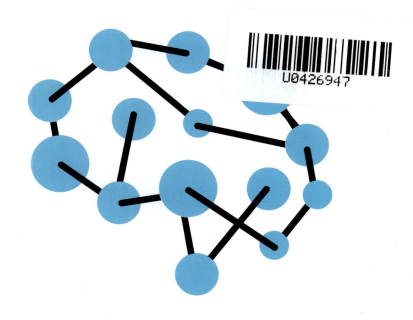

世界图书出版公司
上海·西安·北京·广州

图书在版编目（CIP）数据

神经重症监护要点/（加）麦平德·S.塞克宏，（加）唐纳德·E.格里戴尔主编；林兆恒，龚焱，张颖影译.
——上海：上海世界图书出版公司，2017.3
　　ISBN 978-7-5192-2228-4

　　Ⅰ.①神… Ⅱ.①麦…②唐…③林…④龚…⑤张…Ⅲ.①神经系统疾病-险症-监护（医学）Ⅳ.①R741.059.7

中国版本图书馆CIP数据核字（2017）第002031号

Neurocritical Care Essentials: A Practical Guide, First Edition (ISBN 987-1-107-47625-7) by Mypinder S. Sekhon and Donald E. Griesdale first published by Cambridge University Press 2015.

All rights reserved.

This Simplified Chinese version for the People's Republic of China (excluding Hong Kong, Macau and Taiwan) is published by arrangement with the Press Syndicate of the University of Cambridge, Cambridge, United Kingdom.

© Cambridge University Press and World Publishing Shanghai Corporation Limited 2017.

This edition is authorized for sale in the People's Republic of China (excluding Hong Kong, Macau and Taiwan) only. Unauthorised export of this edition is a violation of the Copyright Act. No part of this publication may be reproduced or distributed by any means, or stored in a database or retrieval system, without the prior written permission of Cambridge University Press and World Publishing Shanghai Corporation Limited.

此版本仅限在中华人民共和国境内（不包括香港、澳门特别行政区及台湾地区）销售。

参编者

William R. Henderson MD FRCPC
Assistant Professor
Division of Critical Care Medicine
Vancouver General Hospital, and
Department of Medicine
University of British Columbia
Vancouver, BC, Canada

Manraj Heran MD FRCPC
Associate Professor
Division of Neuroradiology
Vancouver General Hospital, and
Department of Radiology
Faculty of Medicine
University of British Columbia
Vancouver, BC, Canada

Indeep S. Sekhon MD
Internal Medicine Resident
Department of Medicine
University of British Columbia
Vancouver, BC, Canada

前言1

随着神经病学知识的不断发展,我们对神经内、外科疾病的诊断和治疗能力也在不断提高。由于这些疾病相当复杂,使得重症监护在疾病的诊治过程中成为必不可少的一个环节,神经重症监护专科在世界范围内的快速发展也充分证明了这一点。近年来,神经重症监护病房对此类患者不断提高的疗效,已经凸显了设立这个专科的必要性。随着这门学科的不断壮大,神经重症监护作为一个重症医学亚专科的理念,也逐渐被同行所认可。

神经重症监护亚专科所面对的临床问题的深度和广度,既饱含趣味,又充满挑战,具有极大的吸引力。无论是使用最先进的影像学技术或神经监测技术来指导临床决策,还是联合现有的纷繁复杂的各种干预措施来进行临床诊治,我们既感受到了挑战,同时又受益匪浅。作为这个临床亚专科中的一名从业人员,我能享受到的最大特权之一,就是有机会和世界各地的重症医学领域的同行进行交流与相互学习。最近,我有幸与Sekhon和Griesdale两位医生一起工作,他们不但是声誉卓著的临床学家,也是在这个专业领域里倾注了大量心血的医学教育家。毫无疑问,两位医生编写的这本手册,不但是从事神经重症监护专业的医务人员的宝典,也可用作其他非神经重症监护专业医务人员的参考书。

在临床工作中,我们经常会遇到这样的情形:住院医生(有时还包括上级医生),在考虑如何恰当地、及时地解决临床问题时,往往无所适从。这本书对他们来说,既有利于诊治过程中的决策下达,又可借此进一步理解这门学科。书中各个章节组织有序,既可以深度细读,又方便快速查阅。我相信这本书将成为一本非常受欢迎的参考书。

随着神经重症监护亚专科时代的到来,世界各地涌现出了一大批与本书作者志同道合的医学教育家。他们将从更高的起点来培养下一代神经重症专科医务人员。神经重症专科的未来确保无虞了。

Arun K.Gupta 教授

剑桥大学阿登布鲁克医院

神经重症监护科

前言2

刚刚接触神经重症专科的医生，常常会为如何掌握生理学、病理学和临床诊治等多方面的全新理论而感到烦恼。

这些海量的理论知识使人应接不暇，极大地影响了相关从业人员对神经重症监护临床实践的全面理解。虽然已经出版了许多内容翔实的教科书，但是，这些书大多数适合已经掌握神经重症基础知识的读者阅读；而实际上，多数读者在这方面的知识并不全面，甚至部分初学者根本就没有相关的概念！

本书为神经重症监护专科的新进人员，提供了本专业临床实践中不但实用而且浅显易懂的理论观点。全书内容丰富，文字简明扼要。对有关临床医生而言，如果希望尽快掌握关键的理论知识，或进一步拓展对神经重症监护专科的认识，本书不失为一本极佳的参考书。

David K. Menon 教授

剑桥大学阿登布鲁克医院

神经重症监护科

致 谢

我们谨对剑桥大学阿登布鲁克医院神经重症科Arun K. Gupta 教授和David K. Menon教授在本书出版过程中所给予的编写建议与宝贵意见表示感谢。同时也感谢温哥华总医院神经重症监护科同事们的帮助。

Mypinder S. Sekhon

Donald E. Griesdale

目 录

第1部分　神经重症监护基础知识

第1章　神经解剖学 / 2
第2章　神经生理学要点 / 10
第3章　神经检查 / 20
第4章　神经成像 / 38
第5章　神经监测 / 47

第2部分　神经外科重症监护

第6章　创伤性脑损伤 / 66
第7章　蛛网膜下腔出血 / 75
第8章　颅内出血 / 88
第9章　脊髓损伤 / 95
第10章　脑积水 / 102

第3部分　神经重症监护

第11章　缺血性卒中 / 110
第12章　癫痫持续状态 / 119
第13章　神经肌肉疾病 / 128
第14章　缺氧缺血性脑损伤 / 134
第15章　中枢神经系统感染 / 142
第16章　脑内静脉窦血栓形成 / 150
第17章　脑血管炎 / 156
第18章　钠代谢紊乱 / 163
第19章　阵发性交感神经过度兴奋 / 170
第20章　系统性疾病的神经系统并发症 / 175
第21章　中枢神经系统毒理学 / 183

缩略词 / 193
索引 / 200

第1部分

神经重症监护基础知识

第 1 章　神经解剖学

Mypinder S. Sekhon　　Donald E. Griesdale

总体结构和组织

中枢神经系统的结构由五个不同的部分织成，包括大脑、间脑（丘脑和下丘脑）、脑干、小脑和脊髓。信号传输非常复杂，它们由中枢神经系统各个组成部分传递，从而控制意识、感觉、运动、自主神经功能以及协调语言和动作。

大脑

大脑由大脑半球组成，有调控神经系统的高级功能。它还提供神经接头与随意肌和不随意肌及间脑的神经元连接，并接收外周神经系统的感觉输入。左右大脑半球由被称为大脑镰的脑膜反折分开。小脑幕向后将大脑与包含着小脑和脑干的幕下结构分离。大脑的裂纹和褶皱分别称为脑沟和脑回。脑沟形成的解剖界限将大脑分作四叶：额叶、顶叶、枕叶、颞叶。中央沟形成额叶与顶叶的边界，而大脑外侧裂则划分了额叶/顶叶与颞叶。枕叶位于顶叶的后端。

大脑半球间连接由胼胝体膝部和体部组成。大脑半球深部，由室间孔相连的侧脑室，第三、四腔室组成脑室系统。

有一点很重要，大脑是由负责高阶神经功能的特别区域所组成。将近100%的右撇子是大脑左半球主导，其语言中枢单独地位于左半脑。大约75%的左撇子也是大脑左半球主导，其余则是双边或右半脑主导。运动中枢位于额叶中央前回。此外，感觉中枢位于顶叶中央后回。运动中枢与感觉中枢在大脑的解剖投影呈倒小人样改变。中线部位是足及下肢的运动和感觉功能的集中所在。

语言区分为两个不同的区域。布罗卡氏区（运动性语言中枢），即主管表达语言的部位，侧向位于额叶外侧部，界于大脑外侧裂和运动中枢之间。韦尼克区（视觉性语言中枢），即控制接受语言的区域，位于颞顶叶，横越大脑侧裂，向后与枕叶相连。

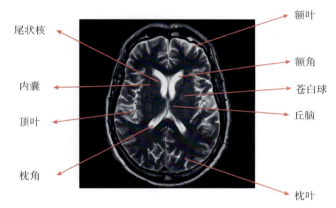

图1-1　磁共振成像轴位

显示诸如丘脑、基底节、内囊等大脑深层结构；同时显示侧脑室额角和枕角。

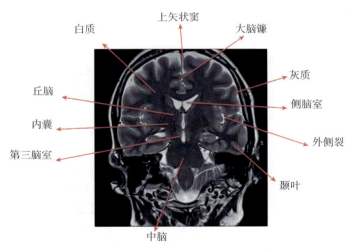

图1-2　磁共振成像冠状位

显示大脑半球皮质以及丘脑和基底节等灰质核团。

间脑（丘脑和下丘脑）

间脑由大脑半球的深层结构丘脑和下丘脑组成。丘脑位于双侧侧脑室旁，是全身感觉传入的中转中心。感觉神经通路在丘脑内联结，然后触发终极神经元，而终极神经元止于顶叶的感觉皮质。丘脑还拥有许多重要的连接调控基底节、下丘脑及小脑的功能。其供血来自内侧和外侧豆纹动脉，还有来自后循环的丘脑穿动脉和丘脑膝状体动脉供血。

下丘脑从自主神经系统衍生，含有众多单个核团，每一个在清醒、饱食、激素产生和温度调节等方面都起着重要作用。从解剖学上看，下丘脑位于视交叉之上，由垂体柄与垂体相连。下丘脑是抗利尿激素产生之处，这一激素最终经由垂体后叶储存并释放。它同时也是促肾上腺皮质激素、促甲状腺激素、促性腺激素以及生长激素产生分泌之处。

中脑（脑干）

脑干由三个区域组成：中脑、脑桥和延髓，位于大脑间并在尾端与脊髓相连；小脑形成其后界，因小脑病变使脑干受压或受损的情况下成为极易受伤的危险地带。脑干传递大脑皮质与脊髓间的感觉和运动功能。此外，它包含着12条脑神经中10条的胞核，这些神经负责身体中重要的躯体和内脏功能。网状激活系统构成脑干，主要负责清醒和兴奋状态。最后，负责调节呼吸启动的呼吸中枢位于延髓。脑干及其所有功能受到完全的不可逆损伤，在没有混杂因素或辅助检查的情况下，由临床检查决定，可定义脑死亡。

小脑

小脑位于枕叶和小脑幕下方并由小脑幕将其与枕叶分离。它由一条小脑蚓部分为两半球，并通过双侧3个小脑脚与脑干相连接，这些小脑脚给外周神经系统、脑神经核、间脑和基底节提供重要的神经纤维。第四脑室及其开口位于小脑前部，小脑病变阻塞脑室引流系统成为梗阻性脑积水的重要原因。小脑的作用包括控制眼球运动、语言的流畅、运动协调以及本体感受。

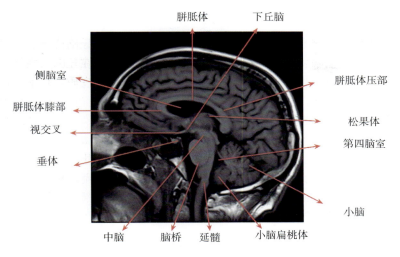

图1-3 磁共振矢状位

矢状磁共振成像切面显示胼胝体、下丘脑、垂体和脑室系统的外观。同时显示的是间脑与中脑的连接及后颅窝间小脑与脑干的距离。

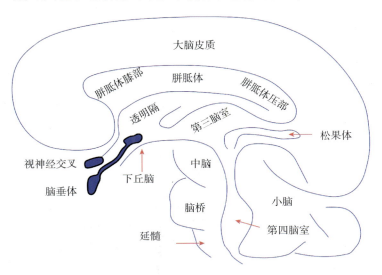

图1-4 大脑和脑干矢状位解剖图

脑室系统解剖与中枢神经系统的主要解剖结构共同在此展示。重要的一点是：第四脑室位于小脑和脑干之间，是一处狭窄区域，可出现脑脊液阻塞而导致非交通性脑积水。

脊髓

脊髓开始于延髓尾侧，终结于脊髓圆锥的第二或第三腰椎体水平。马尾由圆锥以独立式神经集合体形式扩展，这些神经在腰骶部离开脊柱。脊髓横截面显示出蝴蝶状的灰质，这些灰质包含了躯体运动神经元的细胞体，以及重要的脊髓丘脑束交叉神经元。脊髓中心是含脑脊髓液的脊髓中央管。

脊髓由为外周神经系统具有不同功能的上、下运动神经元组成。诸如后索一类的感觉通路位于灰质后方，传递本体感受，轻触和震动的感觉。脊髓丘脑束传导疼痛和温度，其脊髓一级神经元交叉处于脊髓内上升束。主要的运动束，由位于内侧的皮质脊髓侧束，将随意运动神经元传输至骨骼肌。头部和颈项的肌肉经由脑神经承载，无须穿越脊髓。

中枢神经系统供血

大脑由从颈动脉和椎基底动脉系统的双套动脉血液供应。颈动脉供应前循环（额叶、颞叶和多数顶叶）的血液，椎基底动脉系统组成大脑后动脉，主要向枕叶、脑干和小脑供血。

右颈总动脉从头臂动脉分出，左颈总动脉则直接起源于主动脉弓。两条血管经由颈部进入与颈内静脉并行。颈总动脉分成颈内外动脉。颈外动脉为头部和颈部的主要颅外结构供血；颈内动脉则继续它的路径，最终经颈动脉管通过海绵窦进入颅内腔。一旦进入颅内腔，颈内动脉三分为大脑前、大脑中和后交通动脉，形成大脑动脉环。

大脑前动脉（ACA）沿额叶底部走行，两条ACA经由前交通动脉互接。ACA供应额叶循环和基底节区的内侧。大脑中动脉（MCA）是最大的颅内动脉，横向通过外侧裂，向额叶和顶叶的侧面供血。它同时供应颞叶循环。这点很重要：豆纹动脉由MCA近端发出，进入外侧裂，向侧部基底节、内囊以及丘脑等深部大脑结构供血。

椎动脉从锁骨下动脉起始处通过横突孔穿越脊柱。穿出横突孔后，它们发出脊髓前动脉，向尾端走行供血给脊髓的前2/3部分。紧随其后，椎动脉在脑桥处汇合成基底动脉。小脑后下动脉和小脑前下动脉源起于基底动脉，专为小脑供血。随着基底动脉向上运行，脑桥动脉为脑桥及中脑供血。最后，小脑上动脉起源于基底动脉的顶端，基

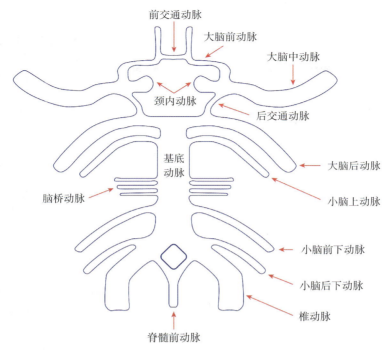

图1-5 大脑动脉环与脑血管图表

大脑动脉环是脑实质与脑干前部和后部循环血管的汇合。如果其中一处循环环节出现问题,它有能力提供代偿储备来源。椎动脉源自两条锁骨下动脉,前循环由颈动脉供给。基底动脉的分支提供了全部脑干和小脑的供血。

底动脉末端发出构成大脑动脉环的大脑后动脉以及后交通动脉。

脊髓供血起自椎动脉,通过穿支动脉形成脊髓前动脉,向尾端走行为前部2/3的脊髓供血,后部1/3的脊髓由脊髓后动脉供血,通过肋间动脉的穿支发出。在胸腰椎交界处,腰膨大动脉形成对脊髓前角的血供。这条动脉源自降主动脉。

颅内静脉系统由大量的静脉窦构成,最终流入颈内静脉。上、下矢状窦通过皮层静脉接收静脉血。有意思的是,上矢状窦含有蛛网膜粒,将脑脊髓液(CSF)吸收入静脉血管,是CSF从颅内腔引流的方式。上矢状窦窦沿大脑顶端一处脑硬膜折叠绵延,直至位于后端的窦

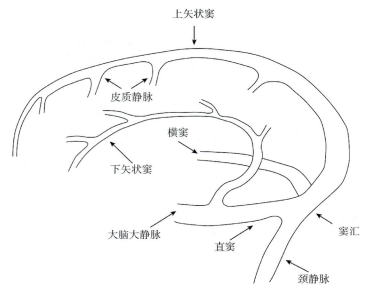

图1-6 脑静脉窦解剖

皮质静脉流入上、下矢状窦静脉。横窦与乙状窦为额叶、顶叶、枕叶和颞叶下部提供静脉引流。大脑大静脉为深层脑结构引流,并在与下矢状窦静脉连接处形成直窦。最终,全部静脉鼻窦在窦汇交汇,流入颈内静脉。

汇处终止。下矢状窦接收额叶和顶叶下部的静脉血,止于直窦。横窦从颞叶接收静脉血,并沿着小脑幕流至窦汇。盖仑静脉(大脑大静脉)从深部脑结构接受静脉血回流,并汇入直窦,终止于窦汇。窦汇而经由颈静脉孔穿出颅内腔,称为颈内静脉。

在脑毛细血管内,脑血管在血管腔与脑实质之间的间隙具有严密的屏障功能。"血-脑屏障"是由内皮细胞数量众多的紧密连接组成,这些细胞在血管与大脑间形成屏障系统。在病变的情况下(创伤性脑损伤、缺血、炎症、感染),血-脑屏障可能会受损,使大脑面临水肿和颅内压增高的风险。

总结

- 中枢神经系统由大脑、间脑、脑干、小脑和脊髓组成。
- 大脑分为两个半球,有控制神经系统的高级功能。
- 脑干负责向大脑和从大脑传输神经信号,它也控制清醒状态以及抑制呼吸中枢。
- 小脑位于颅后窝,负责平衡与协调。
- 脊髓位于脊椎管内,传递中枢和外周神经系统的信息。
- 间脑由丘脑和下丘脑构成,两者皆位于大脑半球深处。

建议阅读的文献

1. Gilman S, Newman S. Manter and Gatz's Essentials of Clinical Neuroanatomy and Neurophysiology, 10th Edition. FA Davis. 2002.
2. Kandel ER, Schartz JH, Jessell TM. Principles of Neural Science, 4th Edition. Norwalk, CT, Appleton and Lange. 2002.
3. Menon DK. Cardiovascular Physiology. London, BMJ Publishing. 1999.
4. Williams PL. Gray's Anatomy, 38th Edition. Edinburgh, Churchill Livingstone. 1995.
5. Gupta AK, Gelb A. Essentials of Neuroanesthesia and Neurointensive Care, 1st Edition. Elsevier, 2008.

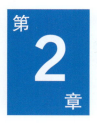

第2章 神经生理学要点

Mypinder S. Sekhon Donald E. Griesdale

Monro-Kellie 定律

"颅腔是一个封闭坚硬的盒子,因此如果一个颅内组分的容积发生变化,那只能是在其他颅内组分出现代偿下降所发生的结果。"

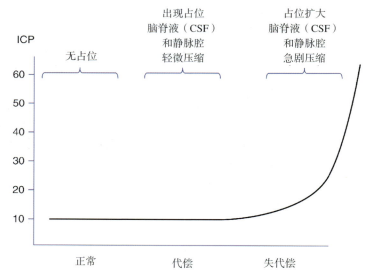

图2-1 一处大面积扩散的病变对颅内隔室容积和颅压的影响

随着坚硬的颅骨内病变容积增大,脑脊液(CSF)和静脉血管腔逐渐减小,以保持正常的颅内压(ICP)。一旦这类代偿机制耗尽之后,颅内压即急剧上升,导致疝形成(改编自Textbook of Pediatric Intensive Care,1996 版)。

表2-1 颅内组分

颅内元素	容积（mL）	%	代偿机制
脑实质	1200	80	无
血管	150	10	增加脑静脉引流
脑脊液	150	10	进入蛛网膜绒毛再吸收 脑脊髓液（CSF）引流入椎管

在脑损伤的管理中，颅内压力和容积曲线是最主要的生理学概念。Monro-Kellie定律指出："颅腔是一个封闭坚硬的盒子，如果一个颅内组分的容积发生变化，只能是在其他颅内组分出现代偿下降所发生的结果。"这样，颅内压力和容积曲线显示了具有三个不同区域的S形曲线。在第1区中，颅内容积正常时颅内压处于低值。在此区域，随着容积增加，代偿机制能够容纳容积的显著增加，使颅内压得以保持稳定。在第2区中，颅内容积继续增加使得代偿机制已经耗尽，这导致了颅内压的急剧升高。在第3区中，颅内容积继续增加而颅内压则进入停滞状态，这表明脑疝出现。

RAP指数是基本内容物脉冲幅度与平均颅内压（mean ICP）的线性相关系数，是颅内代偿储备的一个量化指标。在顺应的颅内腔，明显的脉冲幅度存在低于平均颅内压，因此，RAP接近0。一旦颅内顺应性恶化，脉冲幅度降低并接近升高的平均颅内压，因此RAP接近+1，是有限代偿的信号。在第3区，脑疝导致急剧增加的ICP，伴随代偿的完全消除RAP变为负值。

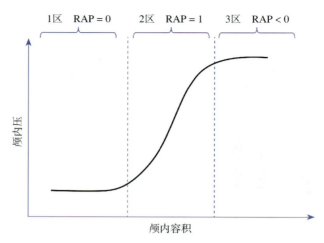

图2-2 颅内顺应性或压力 – 容量关系

第1区表现良好的代偿储备。第2区表现有限的代偿储备。第3区表现了脑血管反应性的失活以及即将出现的脑疝。RAP指数 = 脉冲幅度与平均颅内压（mean ICP）的相关系数（改编自Essentials of Neuroansthesia and Neurointensive Care, Gupta & Gelb）。

脑氧气输送与血流

相对于人体其他重要器官系统，脑的代谢率很高。它约占人体体重的2%，但需要15%~20%的心排血量维持其正常功能。

1. 由于神经组织不能进行能量储备，脑需要不断的氧气和葡萄糖供应以维持有氧代谢和细胞功能。饥饿状态下可利用酮。在无氧代谢情况下，三磷腺苷（ATP）产出不足无法维持正常细胞功能。

2. 脑氧气摄取量是 3~3.5 mL/（100g·min），基线葡萄糖量是 5 mg/（100g·min）。

3. 脑血流80%通过颈动脉，20%通过椎基底动脉系统供应。脑维持血流量（CBF）与脑代谢活动并行，可在20~80 mL/（100g·min）波动。灰质代谢活跃度较之白质高4倍，因此易发生全脑缺血损伤。

脑血流调节是脑血管独特的性能——调节脑血流以维持脑实质源源不断的氧气输入。脑血管通过在不同生理因素影响下收缩或舒张血管来改变脑血管阻力。脑血管内皮细胞主要负责维护脑血流量调节

表2-2 脑血流调节

类型		临床状态	反应	临床应用
内在	代谢	增长	血管舒张	健康正常时，CBF和脑代谢配对连接，以此将脑代谢需要与氧气和葡萄糖传输匹配
		减低	血管收缩	
	全身血压（自动调节）	高血压	血管收缩	维持CBF稳定在MAP 50~150 mmHg
		低血压	血管舒张	如遇慢性高血压，MAP自动调节幅度要提高
外在	血气	CO_2 – 高碳酸血症	血管舒张	血管反应pCO_2 25~100 mmHg
		– 低碳酸血症	血管收缩	pCO_2改变致使2%~3% CBF/mmHg改变；24 h后pCO_2因CSF HCO_3^-而失效
		O_2 – 高氧血症	血管收缩	临床无效
		– 低氧血症	血管舒张	仅发生在PaO_2<50 mmHg
	温度	低温	血管收缩	CBF±（5%~7%）/°C
		高温	血管舒张	
	血黏度	高血黏度	血管舒张	CBF最佳血细胞比容（Hct）30%~35%
		低血黏度	血管收缩	

的稳定。在颅脑损伤的状况中，自动调节功能可能受到破坏，结果导致脑灌注压（CPP）（平均动脉压MAP－颅内压ICP）和脑血流量（CBF）之间的近线性关系。

脑自动调节

主要说来，全身灌注压（平均动脉压）与脑血流量之间的关系描述了脑自动调节的原理。在健康状态中，CBF在宽泛的平均动脉压（MAP）范围内保持恒定流量，根据经典描述在50~150 mmHg。个体之间存在着显著差异，主要取决于潜在的高血压状态或者相随的病理。在低血压状态，脑血管会舒张因而降低脑血管阻力而维持脑血流量。相反地，高血压时血管收缩产生，引起脑血管阻力增加，同时保持脑血流量的恒定。如果低于低拐点（MAP <50 mmHg）时，脑血管即失去自身能力，平均动脉压（MAP）和脑血流量（CBF）出现线性关系，这样可能由于脑血流和供氧不足而导致脑缺血。系统性高血压（MAP >150 mmHg）情况则相反，这时平均动脉压（MAP）和脑血流量（CBF）的线性关系会导致被动压力血管收缩、脑充血、血管源性脑水肿，甚至出血的危险。

二氧化碳和氧气

动脉血二氧化碳分压（$PaCO_2$）范围在25~100 mmHg时，动脉内二氧化碳张力以近线性关系直接作用于CBF。高碳酸血症可导致血管舒张，$PaCO_2$每增加1 mmHg，CBF即增加2 mL/（100g·min）。相反地，低碳酸血症导致血管收缩，这个方法常用于治理极端颅内高压。

过度延长的低碳酸血症会引起CBF急速降低，从而导致脑缺血，尤其是对受损脑组织。低碳酸血症诱发的血管收缩是一个过渡现象，持续18~24 h，主要归结于脑间质碳酸氢盐的逐渐减少。这使得脑间隙pH值恢复正常，并缓解过度换气所致的血管收缩。血管舒张可能再次随之出现，对颅内顺应性有限的患者可能产生危险的颅内压增高。当$PaCO_2$降至低于55 mmHg时，缺氧会造成血管扩张。换言之，高血氧分压可能导致血管收缩，但是其对脑损伤的效果目前尚不清楚。

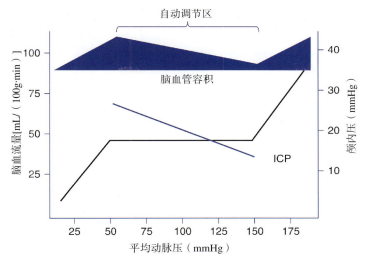

图2-3 正常自动调节 – 健康正常状态

正常健康状态下，脑自动调节的区间范围是平均动脉压 50~150 mmHg。随着全身灌注压升高，脑小动脉收缩导致脑血管血容量降低，因而在此范围也降低了颅内压（改编自 Crit Care Clin 2007 & Neurocrit Care 2004，Watenburg KE，Schmidt JM，Mayer SA）。

温度

温度变化导致CBF的直接改变。低温可抑制脑代谢活动（$CMRO_2$）。因为流代谢偶联，脑代谢活动的降低引起CBF的同时减低。高温则相反，一般说来，温度每下降1℃，CBF变化5%~7%。

脑代谢

流代谢偶联这个概念是脑独有的特性，它根据周围脑实质的代谢活动调节血流。简而言之，当脑代谢活动增加，区域代谢物引起血管舒张并增加CBF。相反地，当脑代谢活动因静止或低温而减少时，由于代谢物水平下降造成适当代偿的血管收缩，从而相应地减低了CBF。

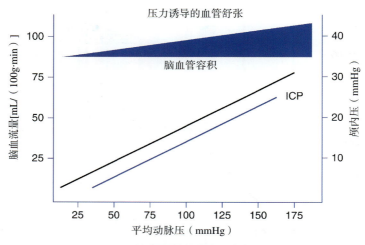

图2-4 自动调节失却 – 脑损伤状态

脑损伤后,有的患者完全失掉自动调节功能,脑灌注必须线性取决于全身灌注压(MAP)。在此情况下,全身灌注压升高,脑血管容积也随之增大,最终导致颅内压增高。颅内压增高的机制可归结为脑血管血容量增加,同时,由于血管内静水压升高引起的血管源性脑水肿导致脑损伤进一步恶化(改编自Watenburg KE, Schmidt JM, Mayer SA.Crit Care Clin 2007 和Neurocrit Care 2004; 1:289)。

交感神经系统

有迹象表明刺激α受体可以导致轻微的脑血管收缩,虽然比起外周神经或内脏神经程度较小。β激动剂可引起局部脑血管扩张。交感神经系统在自动调节过程中对调节CBF起有重要作用。

药物处理

不同药物对CBF有特定的疗效,应当在适当情况下使用。吸入性麻醉剂可减低脑代谢,但会引起脑血管收缩,造成流代谢偶联受损。异丙酚、巴比妥和苯二氮䓬等类的静脉药物引起脑代谢活动的减低,以及伴随性血管收缩,维持了流代谢偶联。阿片制剂对脑活动并无显著的独立效果,对CBF也没有影响。

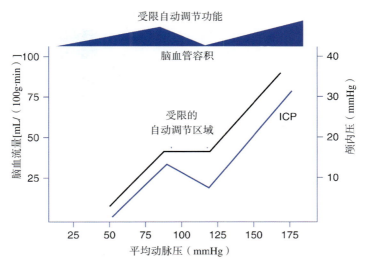

图2-5 受限自动调节功能-脑损伤态

多数脑部受到损伤患者的自动调节功能会出现仅于10~20 mmHg范围内的调节能力。此类患者大多数出现颅内压增高,处于颅内顺应曲线的上端,即意味颅内容积极小的变化也会导致颅内压的巨大变化。

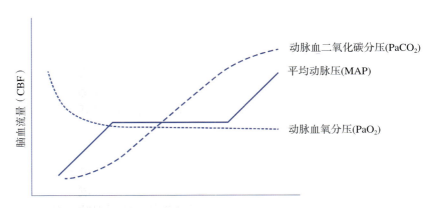

图2-6 动脉二氧化碳和氧对脑血流量(CBF)的作用图解

低血氧分压如果极低(PaO_2<50 mmHg)可导致脑血管舒张并且CBF随之升高。高血氧分压对CBF的作用可以忽略不计。低碳酸血症会引起脑血管收缩,相反地高碳酸血症会产生脑血管舒张及CBF升高。

表2-3 重要的脑神经生理学数据

$C_{Br}DO_2 = CBF \times CaO_2$
$CaO_2 = (1.34 \times [Hb] \times SaO_2) + (0.003 \times PaO_2)$
$CBF \sim CPP/CVR$
$CPP = MAP - ICP$

$C_{Br}DO_2$ = 脑氧供应，CBF = 脑血流量，CaO_2 = 动脉血氧含量，SaO_2 = 动脉血氧饱和度，PaO_2 = 动脉血氧分压，CPP = 脑灌注压，CVR = 脑血管阻力，MAP = 平均动脉压，ICP = 颅内压

总结

- 颅内压（ICP）是侧脑室壁受到的压力，它与固定的颅内空间各颅内元素的体积总和成比例。
- 在大片病灶或某一颅内腔容积增大的状况下，其他两个颅内腔会减低容积以维持颅内压稳定。
- 脑实质是一个代谢活跃组织，依赖有氧代谢产生能量，其生存能力在无氧代谢条件下受到损害。
- 脑血流对于维持有效的氧气传输和有氧代谢至关重要。
- 自动调节是脑血管先天固有的能力，可通过内在及外在因素的影响严密控制脑血流。
- 受损的脑血管会失去自动调节的能力，或自动调节的范围急剧缩减到10~15 mmHg范围内。

建议阅读的文献

1. Paulson OB, Strandgaard S, Edvinsson L. Cerebral autoregulation. Cerebrovasc Brain Metab Rev. 1990 Summer; 2(2): 161-192.
2. Pauson OB, Waldemar G, Schmidt JF, et al. Cerebral circulation under normal and pathologic conditions. Am J Cardiol. 1989 Feb 2; 63(6): 2-5.
3. Tietjen CS, Hurn PD, Ulatowski JA, et al. Treament modalities for hypertensive patients with intracranial pathology: options and risks. Crit Care Med. 1996 Feb; 24(2): 311-322.

4. Reed G, Devous M. Cerebral blood flow autoregulation and hypertension. Am J Med Sci. 1985 Jan; 289(1): 37-44.
5. Varsos GV, de Riva N, Smielewski P, et al. Critical closing pressure during intracranial pressure plateau waves. Neurocrit Care. 2013 Mar; 18(3): 341-348.
6. Kim DJ, Czosnyka Z, Kasprowicz M, et al. Continuous monitoring of the Monro-Kellie doctrine: is it possible? J Neurotrauma. 2012 May; 29(7): 1354-1363.
7. Risberg J, Lundberg N, Ingvar DH. Regional cerebral blood volume during acute transient rises of the intracranial pressure (plateau waves). J Neurosurg. 1969 Sep; 31(3): 303-310.
8. Czosnyka M, Citerio G. Brain compliance: the old story with a new 'et cetera'. Intensive Care Med. 2012 Jun; 38(6): 925-927.
9. Gupta AK, Gelb A. Essentials of Neuroanesthesia and Neurointensive Care, 1st Edition. Elsevier, 2008.

第3章 神经检查

Mypinder S. Sekhon　Donald E. Griesdale

神经检查涵盖4个方面：①脑神经检查；②运动功能／神经反射／感觉功能检查；③小脑检查；④认知检查。

脑神经检查

表3-1　脑神经功能和检查

脑神经	功能	检查
Ⅰ（嗅神经）	嗅觉	采用非刺激伤害性物品检查鼻孔
Ⅱ（视神经）	视敏度／视野 色彩	斯内伦视力表—视敏度 石原表—色彩 四象限视野检查 瞳孔对光反射—感觉 调节反射—感觉
Ⅲ（动眼神经）	躯体运动纤维－眼外肌运动，提上睑肌 内脏运动纤维－瞳孔缩小	眼球向内，内外上下直肌 眼球向下斜视—外视 眼外肌运动6点测试 瞳孔对光反射—运动 调节反射—运动
Ⅳ（滑车神经）	上斜肌神经支配	"上下看"检查双眼

(续表)

脑神经	功能	检查
Ⅴ （三叉神经）	面部感觉 嚼肌/颞肌	V1－眼外眦至头顶的感觉 V2－嘴角至眼外眦的感觉 V3－下颌边缘至嘴角的感觉 紧捏下颚测查咀嚼肌 角膜反射－感觉
Ⅵ （外展神经）	外直肌神经支配	眼外展。眼外肌运动6点测试
Ⅶ （面神经）	面部肌肉神经支配 嗅觉－舌前2/3味觉 外耳/耳后感觉	躯体神经支配：额肌，眼轮匝肌，颊肌，口轮匝肌和颈阔肌 嗅觉测试——舌前2/3味觉 角膜反射——感觉 检查黏膜（流泪/唾液）
Ⅷ （前庭蜗神经）	听觉 部位/平衡	Weber和Rinne 试验 冷试验 龙伯格稳定试验检查平衡功能
Ⅸ （舌咽神经）	味觉——舌后1/3味觉 咽喉副交感神经支配 刺激咽肌	味觉测试舌后1/3部分 检查吞咽
Ⅹ （迷走神经）	内脏副交感神经支配 呕吐/咳嗽反射	呕吐/咳嗽反射 检查悬雍垂 检查吞咽
Ⅺ （副神经）	斜方肌神经支配 胸锁乳突肌神经支配	检查肩膀耸动（斜方肌） 和头部转动（胸锁乳突肌）
Ⅻ （舌下神经）	舌运动	伸舌检查（伸舌会朝无力部位偏斜）

表3-2 外周运动系统检查

外周神经	肌节	肌肉	动作
腋	C5	三角肌	肩外展/屈曲
肌节	C5/C6	肱二头肌	肘屈曲/反掌
	C5/C6	喙肱肌	肘屈曲/手臂内收
	C5/C7	肱肌	肘屈曲
辐射	C6	旋后肌	反掌
	C6/C7	肱三头肌	肘伸展
	C6/C7	肘肌	肘伸展
	C7/C8	肱桡肌	手内翻/肘屈曲
	C7/C8	桡侧腕长伸肌/桡侧腕短伸肌	腕伸展/手外展
	C7/C8	尺侧腕伸肌	腕伸展/手外展
	C7/C8	指伸肌	掌指（MCP）/近端指间（PIP）/远端指间（DIP）伸展2~5指
	C7/C8	小指伸肌	伸展掌指，近端指间，远端指间（小拇指）
	C8/T1	示指伸肌	伸展掌指，近端指间，远端指间（示指）
	C8/T1	拇长伸肌/拇短伸肌	伸展拇指（指结间和近端指间）
		拇长展肌	拇指外展
正中	C6/C7	桡侧腕屈肌	腕屈曲/手外翻
	C6/C7	掌长肌	腕屈曲
	C7/C8	旋前圆肌	手内翻
	C7/C8	指浅屈肌	MCP/PIP屈曲
	C7/C8	指深屈肌	MCP/PIP/DIP屈曲
	C7/C8	拇长屈肌	拇指屈曲MCP/IP
	C7/C8	旋前方肌	手内翻
	C8/T1	鱼际肌	拇指动作
	C8/T1	蚓状肌至2/3节	MCP屈曲/PIP/DIP伸展

（续表）

外周神经	肌节	肌肉	动作
尺神经	C7/C8	尺侧腕屈肌	腕屈曲/手外展
	C8/T1	小鱼际肌	第五节内收/屈曲
	C8/T1	指深屈肌	MCP/PIP/DIP屈曲
	C8/T1	蚓状肌至3/4节	MCP屈曲 / PIP/DIP伸展
	T1	骨间肌	手节外展
股神经	L2－L4	髂腰肌	髋关节屈曲
闭孔	L2/L3	股薄肌	髋关节外展 / 膝屈曲
	L2－L4	长收肌/大收肌	髋关节外展
	L3/L4	闭孔外肌	大腿外侧旋转
股	L2/L3	缝匠肌	髋关节内收 / 膝屈曲
	L2－L4	股外侧肌/股内肌/股中间肌	膝关节伸展
	L2－L4	股直肌	膝关节伸展
臀下	L5/S1	臀大肌	髋关节伸展
臀上	L5/S1	臀中肌	髋关节外展
	L5/S1	臀小肌	髋关节外展
坐骨神经	L5－S2	半腱肌/半膜肌	膝屈曲
	L5－S2	股二头肌	膝屈曲
胫神经	S1/S2	蚓状肌	跖趾(MTP)屈曲/PIP/DIP伸展
	S1/S2	腓肠肌/比目鱼肌	跖屈
	S2/S3	趾长屈肌	跖屈 / MTP，IP屈曲
	S2/S3	趾短屈肌	MTP/PIP/DIP屈曲
	S2/S3	拇长屈肌/拇短屈肌	大脚拇趾MTP/PIP屈曲
腓总神经	L4/L5	胫骨前肌	背屈 / 倒转
	L5/S1	趾长伸肌	2~5指MTP/PIP/DIP伸展
	L5/S1	趾长伸肌/趾短伸肌	大脚拇趾伸展

外周反射检查

表3-3 反射检查

反射部位	神经	反射
肱二头肌	肌节	C5/C6
肱肌	桡	C6/C7
肱三头肌	桡	C7/C8
膝	股	L3/L4
踝	坐骨/胫	S1/S2

外周感觉检查

表3-4 外周感觉形态和相关的神经解剖学

感觉形态	纤维	脊髓径
轻触	A（有髓鞘神经纤维）	后索
本体感觉	A（有髓鞘神经纤维）	后索
痛性刺激	C（无髓鞘神经纤维）	脊髓丘脑
温度	C（无髓鞘神经纤维）	脊髓丘脑
震动	A（有髓鞘神经纤维）	后索

表3-5 解剖支配区域

皮区	部位
C5	肩
C6	拇指近节背侧
C7	中指近节背侧
C8	小指近节背侧

（续表）

皮区	部位
T1	肘前窝尺侧面
T4	乳头
T6	胸骨剑突
T10	脐
T12	耻骨联合
L2	大腿前中部
L3	股骨内髁
L4	内踝
L5	足背第三跖趾关节
S1	足跟外侧
S2/3/4	肛周

表3-6　次级感觉系统检查和相应的检测

次级感觉形态	检测
实体辨认	患者辨认手中物品，无法辨认表明顶叶病变
定位感	同时在2处不同部位触摸患者，如无法正确分辨触摸点则表明顶叶病变
皮肤书写觉	在患者手掌写数字或者字母，分辨异常则表明皮质病变

小脑检测

表3-7　小脑检测相应检测

检测	临床信息
眼球震颤	垂直眼球震颤可表明小脑出现病变
跟-胫试验	检测下肢协调能力
快速轮替	不断轮换用手掌手背敲击另一只手腕。测试快速轮替动作
指鼻试验	检测上肢协调
步态	小脑病变可产生共济失调和步态异常
闭目直立实验	闭目直立实验表现出无法保持平衡,可随着小脑病变发生

认知检查

表3-8　认知检查和相应检测

检测	临床信息
意识程度	采用格拉斯哥昏迷量表（GCS）
定向力	时间/地点/人
注意力	拼词数数
视觉空间能力	按照图画画出相连的五角星
记忆力	用重复3个不相关的词来测试短期记忆。通过回想生活往事检测长期记忆

神经重症监护评分

临床评分

表3-9 运动功能评分分级

运动评分	内容
0	完全没有运动迹象/弛缓性瘫痪
1	有极细微动作/无主动动作
2	有主动动作但是无法克服重力
3	有主动动作,可克服重力但无法克服阻力
4	有主动动作并可克服轻微阻力
5	正常

表3-10 反射分级

级数	内容
0	观察不到反射
1+	减弱
2+	正常
3+	增强
4+	阵挛

创伤性脑损伤

表3-11 格拉斯哥昏迷评分量表(GCS)

级数	格拉斯哥昏迷评分
轻度	12~15
中度	9~11
重度	≤8

表3-12 格拉斯哥预后评分表

评分等级	预后	表现
1	死亡	死于创伤性脑损伤
2	植物状态	无法与环境互动,无反应
3	重度残疾	可以听从指示但无法独立生活
4	轻度残疾	能够独立生活但无法上学或工作
5	正常恢复	能够返回工作或学习

表3-13 Marshall创伤性脑损伤分级表

分类	内容
弥漫损伤 Ⅰ	CT未显示明显颅内病变
弥漫损伤 Ⅱ	脑池出现中线结构移位<5 mm,和/或出现密度病灶。无>25 mL 高密度或混合密度病灶,可能包括骨碎片或异物
弥漫损伤 Ⅲ	脑池压缩或有或无,中线移位0~5 mm。高密度或混杂影体积不超过25 mL
弥漫损伤 Ⅳ	中线结构移位 >5 mm。高密度或混杂影体积不超过25 mL
消除肿块	需用外科手术消除的肿块
未消除肿块	未用外科手术消除的 >25 mL 高密度或混合密度肿块

表3-14 RotterdamCT 脑部分级表

部位	分数	总分数	6个月内死亡率(%)
基底池	0=正常 1=受压 2=消失	1	0
中线移位	0=无移位或≤5 mm 1=大于5 mm	2 3	7 16
硬膜外血肿灶	0=无 1=有	4 5	26 53
脑室或创伤性蛛网膜下腔出血	0=无 1=有	6	61

蛛网膜下腔出血

表3–15　蛛网膜下腔出血临床分级

	Hunt & Hess分级			世界脑外科医生联合会分级	
分级	神经功能缺失	生存率	分级	神经功能缺失	GCS
1	无	70	1	无	15
2	头痛，颈强直	60	2	无	13~14
3	嗜睡模糊，轻度缺失	50	3	有	13~14
4	木僵，轻偏瘫	20	4	无或有	8~12
5	深度昏迷，去大脑强直	10	5	无或有	<7

表3–16　蛛网膜下腔出血影像学分类

	改良Fisher 分级			原Fisher 分级	
分级	CT表现	脑血管痉挛危险性（%）	分级	CT表现	脑血管痉挛危险性（%）
1	细微SAH，无脑IVH	24	1	局灶细微SAH	21
2	细微SAH，有脑IVH	33	2	弥漫性SAH，厚度<1mm	25
3	广泛SAH，无脑IVH	33	3	SAH>1mm	37
4	广泛SAH，有脑IVH	40	4	脑室内出血或脑实质内出血	31

IVH＝脑室内出血，SAH＝蛛网膜下腔出血，CT＝计算机断层扫描，细微SAH厚度<1mm，广泛SAH厚度>1mm

颅内出血

表3-17 脑出血（ICH）量表

评价内容	分值	总分	30天死亡率（%）
GCS	2=GCS 3~4 1=GCS 5~12 0=GCS 13~15	1	13
ICH体积	1大于30 cm^3 0小于30 cm^3	2	26
IVH	1=有 0=无	3	72
出血源-幕下	1=是 0=否	3	97
年龄	1= >80 0= <80	5	100

GCS＝格拉斯哥昏迷量表，ICH＝颅内出血，IVH＝脑室内出血

镇静评分

表3-18 Richmond躁动—镇静程度量表（RASS）

分数	术语	表现
+4	有攻击性	有暴力行为，对己对人有危险
+3	非常躁动	行为激烈，会拔导管/线/瓶
+2	躁动焦虑	无目的动作，无法配合呼吸机
+1	难以入睡	焦虑
0	清醒平静	平静自然，愿意合作
-1	昏昏欲睡	应声音而醒，目光接触>10 s
-2	轻度镇静	应声音而醒，目光接触<10 s
-3	中度镇静	对声音有反应，但无目光接触
-4	深度镇静	身体/眼睛只对刺激有反应
-5	不能唤醒	对声音和身体刺激无反应

谵妄

表3-19 重症监护谵妄评估表

项目	表述	分值
意识变化水平	1. 对自然刺激产生夸大反应（RASS +1~+4） 2. 正常清醒 3. 对轻度或中度的刺激有反应 4. 仅对强度刺激有反应 5. 对刺激无反应	1 0 1 终止评估 终止评估
注意力不集中	1. 听从指令有困难 2. 容易受到刺激而分散注意力 3. 转移注意力有困难	出现任何一项=1分
定向力障碍	对时间/地点/人的定向感知缺失	如回答任意关于定向问题有错=1分
幻觉	出现幻觉	如出现幻觉=1分
精神运动性躁动	1. 行为激越需使用镇静剂或隔离 2. 行为呆滞或神经运动减慢	两者之一 = 1分
语言功能或情绪异常	1. 语言组织错乱，表达不流利 2. 情绪与环境产生不协调反应	如出现任一症状=1分
睡眠-觉醒周期紊乱	1. 睡眠<夜间4 h 2. 夜间持续性走动 1. 睡眠>白天4 h	如患者出现任一状况=1分
症状波动	在24 h内上述任何症状出现波动	出现任何波动=1分
总分值（1~8）	分值>4时，危重患者的谵妄诊断达到99%敏感性。	

表3-20　无反应范围

反应形态	分级	表现
眼睛反应	4	眼睑睁开，可按照指令转动/眨动
	3	眼睑睁开但无转动
	2	眼睑闭着但可应响声睁开
	1	眼睑闭着但可应强烈刺激睁开
	0	眼睑无论受到何种刺激都闭着
运动反应	4	跷拇指、握拳或其他手势
	3	局部性疼痛
	2	疼痛蜷缩
	1	疼痛伸展
	0	无疼痛反应
脑干反射	4	瞳孔和角膜反射
	3	瞳孔放大和固定
	2	无瞳孔或角膜反射
	1	无瞳孔和角膜反射
	0	无瞳孔，角膜和咳嗽反射
呼吸	4	无须插管，正常呼吸
	3	无须插管，潮式呼吸
	2	无须插管，呼吸呈不规则形态
	1	呼吸快于呼吸机频率
	0	随呼吸机呼吸或无呼吸

神经重症紧急监护处理方法

表3-21　意识水平变化处理方法

种类	类型	相关病因学
药物	精神治疗药物 镇静剂 刺激药物戒断 抗癫痫药	典型和非典型抗精神病药物，SSRI/SNRI/MAOI超剂量，三环类抗抑郁药，超剂量锂 苯二氮䓬，鸦片，巴比妥类药物，乙醇 可卡因，致幻剂（LSD），迷幻药，安非他明，氯巴占，氯硝西泮，劳拉西泮，地西泮，苯巴比妥

（续表）

种类	类型	相关病因学
感染	系统性感染 中枢神经系统感染	系统性器官感染继发脓毒性脑病 脑膜炎，脑炎（主要症状呈意识水平变化） 大脑炎，脑干脑炎（脑干感染/炎症）
代谢	肝脏 肾脏 电解质紊乱 低/高血糖	肝性脑病，脑水肿伴发暴发性肝功能衰竭 尿毒症性脑病，代谢性酸血症，电解质紊乱 低/高钠血症，高钙血症，低磷血症 神经性低血糖，高糖（DKA或HONK）血症 酸血症，失代偿性高碳酸血症
微血管	微血管病	血栓性血小板减少性紫癜 胆固醇栓塞，脂肪栓塞综合征血管炎 血管炎高血压脑病
结构性	卒中 出血性 恶性肿瘤 脑积水 感染	缺血性，出血性，静脉血栓形成 脑内，硬膜下，硬膜外，蛛网膜下腔 原发性中枢神经系统vs.转移性（肺，乳房，黑色素瘤，睾丸），常见占位性病变被血管源性水肿包围。 梗阻性vs.非梗阻性 脓肿，隐球菌性肉芽肿，结核肉芽肿
癫痫发作	抽搐性 非抽搐性	全身强直-阵挛的发作后状态 危重患者人群常见

表3-22 **患者意识水平变化出现时所需病史采集和体格检查**

种类	病史	体格检查
药物	用药，现场空药瓶，既往处方	检查药物中毒综合征的体征（见第21章）
感染	近期发热/疾病，某一器官机能失调的症状，旅行，接触患者 中枢神经系统感染症状：头疼，颈肌强直，畏光，癫痫，意识水平变化 免疫系统受损伤	检查脑膜炎症状（克氏征，布氏征，Hoyne征，Asmos征，颈肌强直，畏光） 检查各个器官系统有无感染症状
代谢	肝脏/肾脏损伤，低血糖发作，电解质紊乱，甲状腺功能紊乱	检查肝衰竭症状，尿毒症，甲状腺功能衰退/亢进

(续表)

种类	病史	体格检查
结构	全身性恶性肿瘤，卒中，以往颅内出血/病变，合并感染，近期脑损伤	通过GCS量表和FOUR量表得分评估意识水平（LOC） 脑干反射 局部性功能缺失以及上运动神经元症状 评估视神经盘水肿/视网膜静脉搏动
癫痫发作	已知癫痫发作，失禁，咬舌	发作后状态，咬舌迹象，吸入迹象

表3-23 对意识水平变化患者的调查

初步调查	效用
全血细胞计数	感染，核左移评估 血小板减少（TTP）
电解质	钠（低/高钠血症） 钙（高钙血症） 血糖（DKA/HONK型低/高血糖） 重碳酸盐（调查代谢性酸中毒病因学） 氯（用于碳酸氢钠负离子间隙计算）
尿素/肌酐	用于尿毒症，严重肾功能失调
肝酶和肝功能	用于肝衰竭评估
腰椎穿刺	如无禁忌证可保障安全性 评估CNS系统感染/炎症
甲状腺	促甲状腺激素
毒理筛查	用于评估非法药品（鸦片，乙醇，苯二氮䓬类，先前用兴奋剂）
心电图	精神药物过量时可发现QT间期延长 三环类抗抑郁药可使aVR导联QRS波变宽或终端R波偏斜

（续表）

初步调查	效用
脑电图	排除癫痫发作／非惊厥性癫痫持续状态
成像诊断	CT检查－非增强CT用于排除主要结构性因素。也可用于排除腰椎穿刺的禁忌证 对发病24h以内的缺血性卒中敏感度<50%。要求CT血管成像对血管系统进行评估 颅内病变（如恶性肿瘤或脓肿）需要进行增强CT

急性神经功能缺损

表3-24　急性神经功能缺损解剖学方法

方法	部位	病理	
上运动神经	脑	血管	缺血性或出血性脑血管意外（CVA）
		恶性肿瘤	原发或转移
		感染	脑炎，脓肿
		炎症	多发性硬化
			血管炎，脑炎
		脑积水	梗阻性／非梗阻性
	脑干	血管	出血／缺血
		感染	脑干脑炎
		炎症	抗体相关的脑干脑炎
	脊髓	局灶	创伤，出血，缺血
			恶性肿瘤，梗死
		弥漫	创伤，横贯性脊髓炎，急性播散性脑脊髓炎（ADEM）
下运动神经	前角	急性	脊髓灰质炎
	外周神经	脱髓鞘	Guillain-Barre综合征
		轴突	血管炎（多发性神经炎）
			卟啉症
	神经肌肉接头	抗体诱导	重症肌无力
			Lambert-Eaton肌无力综合征

(续表)

方法	部位	病理	
	肌肉	感染性	肉毒杆菌中毒
		危重病	重症监护相关的危重病性多发神经病/危重病性肌病
		炎症	皮肌炎，多发性肌炎，包涵体肌炎
		内分泌	甲状腺功能减退，库欣综合征
		毒素/药物	皮质甾类药物
			他汀类药物
			贝特类药物
			秋水仙碱
			可卡因
			抗疟药

总结

- 神经检查包括对脑神经，外周运动/感觉/反射的评估，小脑检查和认知评价。
- 神经重症监护评分有助于损伤程度的诊断和预后。
- 对于创伤性脑损伤，格拉斯哥昏迷量表可以确定损伤程度并且指导治疗类别。
- CT评分，例如TBI CT中Rotterdam 评分和 Marshall 评分等，与患者治疗结果密切相关。
- 对于蛛网膜下腔出血，诸如 Fisher/改良Fisher 量表、Hunt & Hess、WFNS 等系统的评分显示与患者预后和结果紧密相关。

建议阅读的文献

1. Kowalski RG, Chang TR, Carhuapoma JR, et al. Withdrawal of technological life support following subarachnoid hemorrhage. Neurocrit Care. 2013. 19(3): 269-275.
2. Sung SF, Chen SC, Lin HJ, et al. Comparison of risk scoring systems in predicting

symptomatic intracerebral hemorrhage after intravenous thrombolysis. Stroke. 2013. 44(6): 1561-1566.
3. Huang YH, Deng YH, Lee TC, et al. Rotterdam computed tomography score as a prognosticator in head injured patients undergoing decompressive craniotomy. Neurosurgery. 2012. 71(1):80-85.
4. Campbell WW. DeJong's The Neurological Examination. Lippincott Williams & Wilkins. Seventh edition. 2012.
5. Biller J, Gruener G, Brazis P. DeMeyer's The Neurologic Examination: A Programmed Text. McGraw-Hill. Sixth edition. 2011.

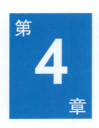

第4章 神经成像

Mypinder S. Sekhon　　Manraj Heran

神经成像是神经重症监护的一个关键组成部分，能够帮助临床医生进行诊断和评估治疗手段。用于诊治各类脑损伤危重患者的主要成像模式包括计算机断层成像CT、血管造影和磁共振成像。每种方法各有其适用范围和优缺点。对于诊治护理神经重症患者的临床医护人员而言，这些成像模式的基本知识至关重要。

表4-1　神经重症监护神经成像模式

成像模式	用途	优势	不足
非增强CT	评估——颅内出血、脑积水或急性颅内过程	使用广泛 提供急性病理学的充足证据	查测缺血病变不可靠，无法提供脑实质解剖细节影像
增强CT	评估——深层脑实质病变（恶性肿瘤、脓肿等）	使用广泛 能够显示深层脑实质病理（脓肿、恶性肿瘤等）	使用造影剂
CT血管成像	评估脑血管通畅程度	使用广泛 可准确发现大血管堵塞/血管痉挛/剥离	使用造影剂 与常规造影比较，不具治疗能力
CT灌注成像	评估脑血流或血容积。用于发现血管痉挛以及其他脑血流异常等症状	能够区别已有梗死组织和缺血半暗带，进行相关治疗抢救	使用造影剂高放射剂量
磁共振成像MRI	详细的结构解剖影像	提供详尽的深层脑实质状态和病理信息	使用不够广泛 检查时间长

（续表）

成像模式	用途	优势	不足
磁共振血管成像	诊断脑血管通畅程度以及相关血管病理	提供详尽的深层脑实质状态和血管信息	使用不够广泛 使用造影剂，但MRI可利用时间飞越法序列以避免使用造影剂
传统的脑血管造影	诊断脑血管通畅程度以及相关血管病理	脑血管解剖和病理诊断的黄金标准 潜在治疗	并发症发生率2% 专业要求高 使用造影剂

计算机断层成像

计算机断层成像通过X线穿透组织逐层扫描，产生以3D人体结构逐级序列的解剖细节呈现的影像。组织具有不同的衰减，取决于以下因素：

1. 构成组织原子序数。
2. 物理密度。组织的衰减可描述为"衰减系数"，在CT上称为"亨氏单位"（hounsefield unit）。

造影剂增强的CT图像可以提供正常薄壁组织与病理间更为明显的轮廓。造影剂的使用主要用来分辨深层颅内病变，例如恶性肿瘤、脓肿以及其他各种中枢神经系统感染病变。

血管病变如动脉瘤和动脉血管畸形需要进行造影检查。对脑血管的详尽检查可以通过计算机断层成像、磁共振成像或血管造影完成。

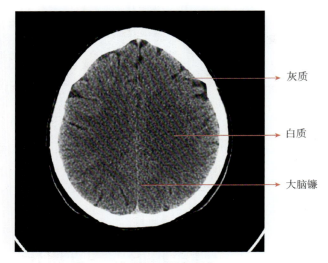

图4-1 非增强CT脑部影像

轴位非增强CT显示了运动和感觉皮质。皮质的额叶、顶叶和枕叶明显地展示了灰质和白质。半球间由大脑镰分开。

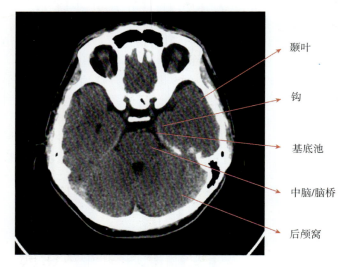

图4-2 非增强CT脑部影像

脑部CT片展示了颞叶、钩、脑桥/中脑和基底池。本片用来指明小脑幕切迹疝和基底池消失,这是颅内压增高的症候群。

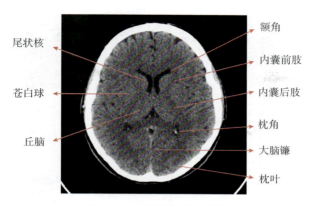

图4-3 非增强CT脑部影像

轴位显示的脑室系统。同时还显示基底节和丘脑,这两个区域容易因全面缺氧或心脏停搏而造成缺血表现。

表4-2 正常灌注参数

参数	灰质	白质
平均通过时间(MTT)	4 s	4.8 s
脑血流量(CBF)	60 mL/(100g·min)	25 mL/(100g·min)
脑血容积(CBV)	4 mL/100g	2 mL/100g

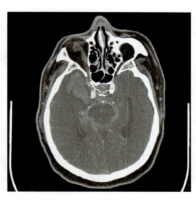

图4-4 CT血管造影

CT血管造影图显示一个动脉瘤以及并发的脑叶出血。动脉瘤起源于颈内动脉终端,近蝶鞍点处。并发的脑实质出血延展至右颞叶。

脑实质的CT灌注成像作为一门新技术出现，能够区别已有梗死组织与"或可救治"的缺血半暗带，由此通过再灌注疗法进行救治。CT灌注成像采用了3种参数划分梗死和半暗带的区别：

1. 平均通过时间或达到峰值时间。
2. 脑血流量。
3. 脑血容积。

在CT灌注成像中，可通过延长平均通过时间／达到峰值时间，大幅度减低CBF和CBV来辨明梗死灶。判断缺血半暗带，可经由延长平均通过时间／达到峰值时间，轻度减低的CBF以及正常或加大的CBV获得，这是由于局部缺血介质释放而产生的局部自动调节血管舒张所造成。

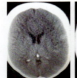 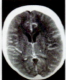 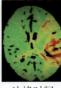

非增强CT　　CT血管造影　　平均通过时间　　达峰时间　　脑血流量　　脑血容量

图4-5　CT灌注成像

这一系列影像展示的是一次非增强CT，显示蛛网膜下腔出血后血管痉挛患者左大脑中动脉（MCA）的低密度分布（低密度表明缺血或梗死）。CTA揭示了MCA动脉血管痉挛的成像证据。左MCA显示出平均通过时间和达到峰值时间减慢，与缺血或梗死吻合。左MCA血流分布的显著减少表明梗死状态。然而，保留原状的脑血流容积证实该患者有一大片缺血半暗带。最后的诊断是蛛网膜下腔出血后血管痉挛，仍存在较大一片"可救治的"缺血半暗带。

核磁共振成像MRI

核磁共振成像可能是神经成像中最为多用的工具。氢原子核（与其他元素一样）是一个弱磁场，当它被放入一个强磁场时，即与场轴纵向排列。它可以应用射频磁脉冲以直角作用于原磁场，从而短暂地从该平行位置向垂直于轴心对平面倾斜。这一短暂的横向磁化关联着射频脉冲核磁共振（MR）信号，MR信号经处理之后即产生磁共振影像。频磁脉冲磁场消除导致磁化平衡的恢复，这与下面2个各自独立的过程相关联：

1. 自旋—晶格弛豫是原纵向磁化复原的过程，其特性用时间常数T1标示。

2. 自旋—自旋弛豫是原横向磁化衰减的过程，其特性用时间常数T2标示。

氢原子在不同的组织环境中（如脂肪、血液、CSF、灰质和白质、病理组织等）具有各异的T1和T2特性，并且其扩散的特性也各不相同。不同的核磁共振序列可以利用这些特异性显示出组织间影像对比。

在T1加权像中，CSF表现为暗色，而白质相对于灰质表现为较为明显的图像亮度。T1加权像显现出更为详尽的正常解剖学结构。T1弛豫时间短的组织显得较明亮，相反地，弛豫时间长的组织（囊肿、脑脊液、水肿）则显得较暗。

在T2加权像中，CSF显得较亮，灰质相对于白质显示出更为强烈的亮度信号。T2加权像显现出更为详尽的病理形态。弛豫时间长的组织（如液体）显示较亮。

液体衰减翻转恢复（FLAIR）序列显示与T2加权像相似的对比，只有CSF是例外，它显示出与T1加权像相似的低信号。

扩散加权成像使用水的微结构扩散来获得组织对比。缺血会导致水分从细胞外移动到细胞内（细胞毒性水肿）。这可导致细胞外间表观扩散系数（ADC）降低，结果是扩散加权像（DWI）出现高信号，这在早期阶段没有伴以T2加权像的高信号，而这两者结合一起是缺血症的标志。后阶段的缺血症以及其他扰乱血-脑屏障的病情可导致血管源性水肿，在T2和扩散加权的影像都会出现较亮的信号。一种新序列能够测到由于血红蛋白中的铁造成的磁场波动，"磁敏感加权成像"对出血征异常敏感。

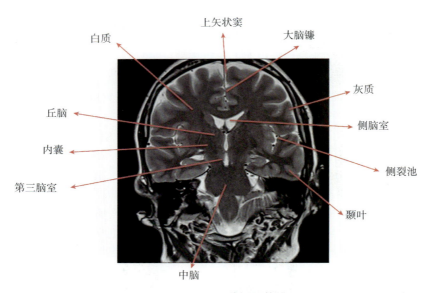

图4-6 磁共振冠状位

磁共振冠状位显现脑半球、皮质以及如丘脑和基底池等深层结构。

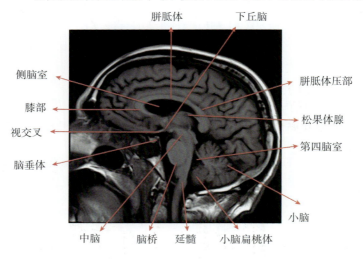

图4-7 磁共振矢状位

矢状位MRI显示胼胝体、下丘脑、脑垂体和脑室系统。同时显示了间脑和中脑与颅后窝小脑至脑干结构距离的连接。

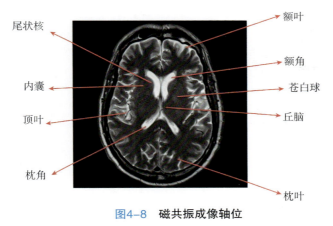

图4-8 磁共振成像轴位

轴位MRI表现了脑深层结构,如丘脑、基底池、内囊,还显示了脑室系统的额角和枕角。

总结

- 神经影像学是神经重症监护的一个重要方面,可以指导诊断和治疗。
- 计算机断层扫描是神经成像系统的中坚技术,应用可分为非增强CT、增强CT、CT血管造影成像和灌注。
- 非增强CT主要用于诊断评价急性颅内病理状态,例如出血。其对检测急性缺血的敏感度较低。
- 与计算机断层扫描相比,磁共振成像能够详尽评估神经组织以及相应的病理。
- T1和T2以及扩散加权成像能够分别地详尽评估深层的健康组织及病理。

建议阅读的文献

1. Symms M, Jager HR, Schmirer K, et al. A Review of structural magnetic resonance imaging. J Neurol Neurosurg Psychiatry. 2004;75:1235-1244.
2. Khan R, Nael K, Erly W. Acute stroke imaging: what clinicians need to know. Am J Med. 2013;126(5):379-386.

3. Moseley ME, Liu C, Rodriguez S, et al. Advances in magnetic resonance neuroimaging. Neurol Clin. 2009;27(1):1-19.
4. Kidwell CS, Wintermark M. Imaging of intracranial haemorrhage. Lancet Neurol. 2008;7(3):256-267.
5. Chalela JA, Kidwell CS, Nentwich LM, et al. Magnetic resonance imaging and computed tomography in emergency assessment of patients with suspected acute stroke: a prospective comparison. Lancet. 2007;369(9558):293-298.

第5章 神经监测

Mypinder S. Sekhon　Donald E. Griesdale

神经监测可为深层脑病理生理学提供关键的诊断信息,并且还具有指导治疗的功能。多种模式的监测对脑功能、代谢活动、脑血流和脑供氧等进行详尽分析,从而有助于指导管理和优化大脑功能。

模式

一、颅内压监测方法

1. 正常ICP:0~10 mmHg,随体位和年龄而有所变化。
2. 颅内高压:ICP>10~15 mmHg。
3. 治疗开始:ICP>20~25 mmHg,但需根据患者的情况包括其他神经监测结果进行调整。

表5-1　颅内压监测模式特性

模式/部位	准确度	脑脊液(CSF)引流	出血概率(%)	感染概率(%)
脑室导管	最高	是	0.5	2~5
脑实质内监测仪	72~96 h内可能变化	否	0.1	0.5~1
硬膜下螺栓	不准确	否	<0.1	0.1~1
硬膜外螺栓	不准确	否	<0.1	0.1~1

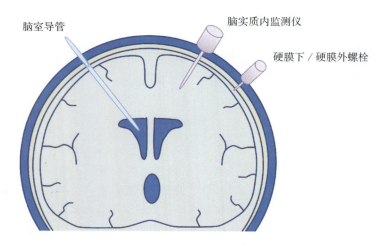

图5-1 颅内压监测模式部位

已有的颅内压监测模式包括脑室导管、脑实质内监测仪和硬膜下螺栓。ICP监测的金标准是脑室导管,因其可同时兼有治疗性脑脊液(CSF)引流的能力,不过带有较高的并发症率。脑实质内导管和硬膜下螺栓的指标过72~96h后,由于漂移而存在着潜在的不可靠性。

根据脑创伤学会指南所提出的ICP监测指标

1. 创伤性脑损伤(TBI)格拉斯哥昏迷量表评分<8 和CT扫描异常。

2. 创伤性脑损伤(TBI)格拉斯哥昏迷量表评分<8 和CT扫描正常,但存在以下其中一种情况:年龄>40岁,低血压(收缩压<90 mmHg)或持某种体位。

虽然脑创伤学会指南为神经监测提供了一些合理的指导,但其来源多是根据20~25年前的文献。因此,必须对患者及其创伤进行细致的诊断评估。建立先进的神经监测体系应该成为神经外科与神经重症监护之间的合作机制。

ICP波形分析

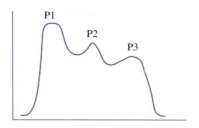

P1 脉首波 (percussion wave) = 脉搏波
P2 反弹波 (rebound wave) = 颅内适应
P3 重脉波 (dichrotic wave) = 主动脉瓣闭合

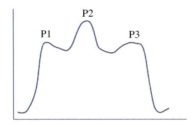

图5-2　正常与异常颅脑的波形

当脑损伤发生后，颅脑转化为非顺应性，ICP波形从P1即脉首波主导变化成P2反弹波主导。P2被认为可以部分反映脑实质，P2的增强常见于脑损伤和脑水肿（改编自 J Neurol Neurosurg Psychiatry 2004; 75:813-821）。

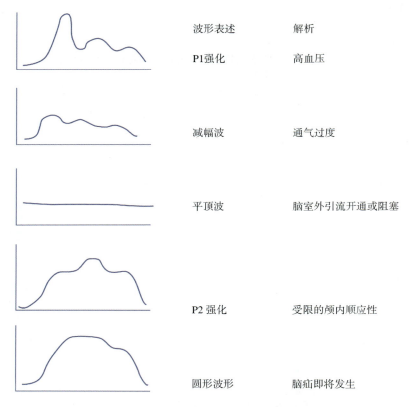

图5-3 ICP波形变化与其临床意义

波形的变化可以揭示颅内顺应性和动态的当前状态。危险波形包括圆形波形或凸显的P2波形,分别预示脑疝即将发生以及颅内顺应性减低。通气过度产生后常出现三波振幅减小。脑室外引流出现阻塞、障碍或打开,则常见平顶波。平顶波通常不反映真正的ICP。在收缩期高血压情况下可见P1突出。

Lundberg 波

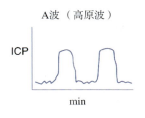

A波（高原波）

ICP明显增高，持续 2~5 min
当CPP下降到低于缺血界点将导致脑血管舒张以及ICP增高
反映了颅内顺应性由线峰值以及代偿储备已将耗尽的危险征兆

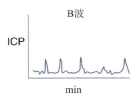

B波

ICP升高至 20~25 mmHg，持续 1~2 min
可反映有限的颅内顺应性
危险较低

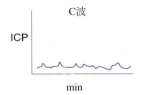

C波

反映随着节律性血管运动中枢收缩期血压的变化

图5-4　Lundberg波与其临床意义

当颅内腔积压导致颅内压随之增高，A波即突出，可表明即将出现脑疝。ICP出现这些大幅波动时应立即开始诊断和治疗（改编自 J Neurol Neurosurg Psychiatry 2004; 75:813-821）。

在神经重症监护中，对颅内压的监测和控制增高的颅内压力是不同疾病诊治过程的重要方面。由于颅腔是一个紧密坚固的盒子，ICP增高的原因可以归结为其中一部分容积增大，而余下其他两部分的代偿机制已经用尽，无法适应增大的容积。脑实质的容积增大是由于脑水肿的结果，而脑水肿又是因为如下4个原因：细胞毒性、血管源性、脑积水和渗透性。

细胞毒性脑水肿发生在缺血症和细胞能源缺失的情况下。脑氧输送不足会导致细胞离子泵障碍、细胞内钠潴留以及水进入细胞内。这种情况一般发生在诸如心脏停搏类脑氧供应不足的状态。血管源性水肿出现是正常血-脑屏障衰竭的结果。被破坏的血-脑屏障渗漏，随着感染、创伤、缺血或恶性肿瘤等病情继发。在脑积水的情况下，脑水肿出现于脑室周围区域。最后，渗透性脑水肿产生在诸如钠和尿素这类渗透活化剂的血浆浓度出现急剧波动的状态。高钠血症和尿毒症程度出现剧烈下降时，因为神经元细胞内渗透压克分子潴留，从而导致脑水肿。

表5-2　颅内压高的起因

颅内组织	相关病因学	病理生理学
脑实质	脑水肿	
	1. 细胞毒性	起因于受损细胞的能量依赖离子输送，结果为细胞内水肿。脑缺血后出现。
	2. 血管源性	由于血—脑屏障的破坏而出现细胞外脑水肿。常见于创伤性脑损伤之后或毗邻某类恶性肿瘤
	3. 脑积水	出现于脑积水侧脑室旁区域
	4. 渗透性	由于高渗透分子（钠，尿素）在细胞内外移动而产生
血管	**血管舒张**	
	1. 自动调节缺失	起因包括自动调节缺失导致的ICP状态轻微血管舒张。在此情况下，由于代偿机制有限，脑血容量（CBV）的微小增加也会引起大幅ICP升高
	2. CO_2 和 O_2	其他病因包括高碳酸血症和缺氧
	静脉梗阻	
	1. 静脉血栓	腔内血栓引起的静脉流出机械性梗阻
	2. 过度呼气末正压	颅外静脉血回流至胸腔内的静脉血减少
	3. HOB 低床头	
	4. 因C-环或气管插管限制引起的颈静脉阻塞	

（续表）

颅内组织	相关病因学	病理生理学
脑脊液	脑积水	
	1. 交通性	CSF自蛛网膜绒毛的吸收降低。常见于蛛网膜下腔出血和隐球菌性脑膜炎
	2. 非交通性	起因于钩椎关节（Luschka关节）与马让迪孔（后孔）隙缝近侧的脑室引流系统阻塞
	CSF增多	出现于颅内感染（脑膜炎或脑室炎）和脉络丛肿瘤
其他	恶性肿瘤	原发或转移肿瘤。可能与肿瘤引起的血管源性脑水肿或瘤内出血有关
	出血	
	1. 硬脑膜外	CT显示双凸影像
	2. 硬脑膜下	CT显示凹凸影像
		通常起因于脑桥静脉破裂
	3. 脑实质水囊瘤	最常见原因——高血压。一般出现在与硬脑膜下出血相连的TBI之后
	脓肿/硬脑膜下积脓	脓肿可能被血管水肿包围

表5-3　颅内压增高的临床和放射表现

分类		症状	病理解析
临床	症状	头疼	通常在早晨比较严重，用力行为（如咳嗽/打喷嚏）会加重症状
		恶心/呕吐	延髓与迷走神经激活的刺激
	体征	视神经盘水肿	关于眼底检查：视神经乳头肿胀起因于颅内压增高状态时脑脊液分流入视神经鞘。高特异性。无视网膜静脉搏动也会出现于颅内压增高

(续表)

分类		症状	病理解析
		库欣三联征（Cushing's triad）	心动过缓伴随系统性高血压和脉压差增大。低敏感性。其出现是对脑干缺血的反应
		外展神经麻痹	第六对神经在颅底受压
		固定，散大瞳孔	随着幕上室ICP增高，小脑幕切迹疝可使颞叶内侧的海马回和钩回向下移位，挤入小脑幕裂孔。结果是动眼神经核受压，造成同侧瞳孔散大，对侧偏瘫
放射	CT	脑沟消失	ICP增高时，脑沟完全消失表明颅骨穹窿部空间受限
		基底池消失	颅内脑实质向尾部移动可以抹掉基底池，这是颅内压增高的晚期标识。
		脑室塌陷	伴随脑水肿可能会出现两侧脑室塌陷；CSF引流加大以顺应脑实质体积或占位病灶的增加
		中线移位	中线移位 > 5mm 即表明显著颅内压增高
		脑疝	钩回疝，脑中心疝和大脑镰下疝可表明颅内压增高，这些是后期改变。
	超声/MRI	视神经鞘扩张	视神经鞘是包围中枢神经系统的蛛网膜下腔膜的延续。当ICP升高时，CSF分流入视神经鞘，MRI和超声检查呈加宽像。视神经鞘直径>5.5~6 mm 表示 ICP > 20

ICP监测疑难解答

1. 脑室外引流应在室间孔的平面上，这在体外大约与额部耳屏水平，否则会导致读数不准确。EVD开通情况下测定ICP读数也不准确。要准确传导ICP，EVD必须关闭。

2. 脑实质内传感器可能会"漂移"而使结果不准确。如果对ICP准确性有疑问，可以采取以下措施：

① 检查ICP波形以确保P1／P2／P3的形态存在。

② 检查探头的准确性，这可以通过腹部压迫，颈部压迫或者让患者处于仰卧位来记录ICP变化。

如果ICP升高，探头功能应该正常。这些做法必须在对患者安全的情况下进行（即基线水平无ICP升高）。

③ 如果同时施行脑室外引流，可将其转换，参照比较EVD和脑实质内传感数据对ICP读数进行比较。两者间差值不应 > 2 mm Hg。

2. 压力反应系数（PRx）

① PRx是平均动脉压（MAP）与ICP之间的一个相关系数。

② 在病人脑损伤后，受损的脑仍会自动调节传输最大量的氧气。PRx即旨在给患者提供最优的脑灌注压（CPP）。

③ 脑损伤之后，自动调节可能受损，导致CPP和CBF间出现一种近线性关系。对大多数患者，这种关系并非完全呈直线，仍存在着高于10~15 mmHg自动调节的窄小窗口，而PRx 正是要尝试建立这一"最优CPP"。

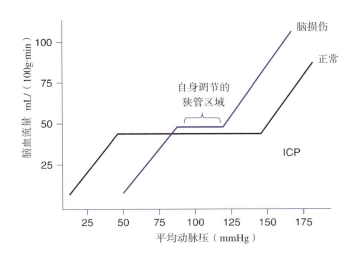

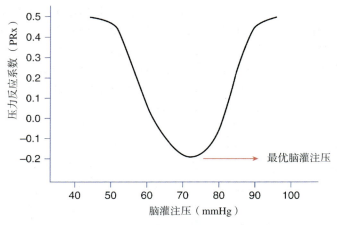

图5-6　经由PRx确定最优CPP

通过治疗和诊断试验，控制脑血流动力学及注意对应CPP的PRx值，可以找出"最优CPP"。只要确定每一CPP的最高负数值，即可找到"最优CPP"。随之便是将脑灌注压保持在+/-5 mmHg的最优CPP水平，给受损脑提供最高效能的灌注和氧气输送（改编自 Crit Care Med 2002; 30(4):733-738）。

PRx在＋1和－1之间变动。负数显示MAP与ICP朝相反方向变动，表明自动调节未受损。反之表明患者的自动调节已经缺失。

在正常自动调节下

1. 增大MAP → 脑血管收缩 → 减低CBF → 降低ICP。

2. 降低MAP → 脑血管舒张 → 增大CBF → 升高ICP。

在这两种情况下，MAP和ICP朝相反方向变动。因此，其相关系数PRx是负数时即表明自动调节无损，保持最优均匀脑氧的输送。

在失常自动调节下：

1. 增大MAP → 无自动调节 → 增大CBF → 增大颅内血管容积 → 升高ICP。

2. 降低MAP → 无自动调节 → 减低CBF → 减小颅内血管容积 → 降低ICP。

在以上情况下，MAP和 ICP朝相同方向变动。因此，其相关系数PRx是正的，表明自动调节功能缺失。

PRx的目标就是要发现最优CPP，这时PRx在广范围CPP中找到最大负数，由此建立受损脑的"最优CPP"。紧接下来的目标就是将实际CPP保持在PRx所确定的"最优CPP"指标内。

除此以外，监测PRx可以及时发现即将发生的ICP升高。如果PRx突然显示正量而其他条件没有变化，这可能表示颅内顺应性即将发生严重缺失，因此应立即诊断，采取行动。

3. 脑组织血氧饱和度

脑组织血氧饱和度监测仪是一种光纤脑实质导管，放置在脑间质组织里，直接测量脑组织的氧压（PbO_2），并且提供替代性脑氧输送。PbO_2值 < 10 mmHg 即合并脑缺血，必须避免。应尽量保持脑氧 > 20 mmHg，可以采取调整不同成分的脑氧输送。

脑组织血氧饱和度监测仪能够针对可能出现进一步缺血的脑组织部位实行监测。如果使用的是其他全身监测方式，可能会察觉不到严重缺血的发生。导管的理想位置应在脑损伤半暗带处。

Licox 脑组织氧分压监测系统导管通过一个颅骨螺栓置入脑实质

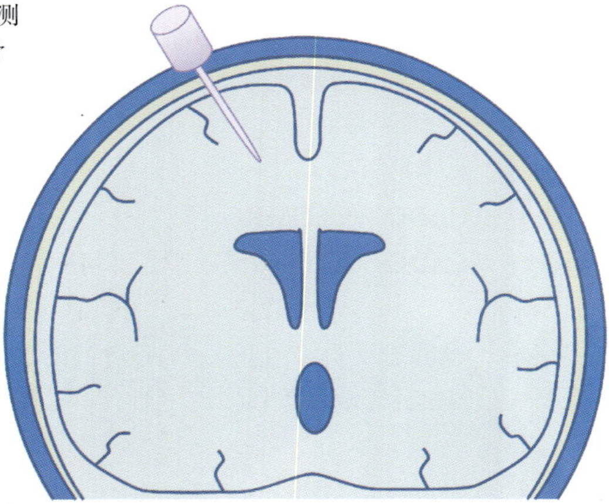

图5-7　脑组织氧分压监测仪定位

Licox 探头通过颅骨钻孔和原位双腔导管放入脑实质。Licox探头能够立即监测脑实质内的脑氧分压，同时也作为供氧替代。脑组织氧压 < 10 mmHg提示脑缺血，对患者预后是不利的。

正常 – 颈静脉球血氧饱和度提取率(SjO2ER) 20%~35% ⟶ 预后良好

低 – 颈静脉球血氧饱和度提取率(SjO2ER)>35% ⟶ 低 DO_2
高$CMRO_2$ ⎫
⎬ 不良预后
高 – 颈静脉球血氧饱和度提取率(SjO2ER)<20% ⟶ 脑充血
低$CMRO_2$ ⎭

图5-8 颈内静脉血氧饱和度与临床结果

维持正常脑氧摄取率与良好的临床结果有关，而过高或过低的颈内静脉血氧摄取对重症脑损伤患者来说预示着不良结果。

4. 颈静脉血氧定量法

类同于右心房循环的混合或中心静脉血氧饱和度监测，颈静脉球血氧饱和度测量的是离开脑的血氧饱和度，由此显示脑氧供($C_{Br}DO_2$)与脑氧代谢率($CMRO_2$)的平衡关系。

脑创伤管理的目标是将继发性缺血损伤最低化，同时给受损而有危险的神经组织保持适当的脑氧供。颈静脉球血氧饱和度（SjO_2）是氧供和氧耗平衡的总体测量指标。

解析：

1. 低SjO_2 = 低$C_{Br}DO_2$或高$CMRO_2$
2. 高SjO_2 = 高$C_{Br}DO_2$（过度灌注）或低$CMRO_2$

○ 低SjO_2 ~ 高氧摄取率（OER）
  ■ SjO_2 55% ~ OER45%

$$OER = \frac{SaO_2 - SjO_2}{SaO_2}$$

○ 高SjO_2 ~ 低氧摄取率（OER）
  ■ SjO_2 85% ~ OER15%

图5-9 SjO_2 摄取率计算

SjO_2 摄取率是通过分析动脉和颈静脉血氧饱和度的差值来计算的，可以估算脑氧供和氧耗的平衡水平。

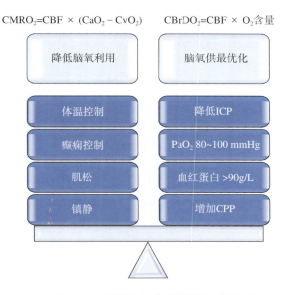

图5-10 利用SjO_2监护管理TBI的方法

通过颈静脉球血氧饱和度监测,最大程度增大脑氧供并限制过度脑氧气利用,是重症脑损伤患者监护极其重要的一步。

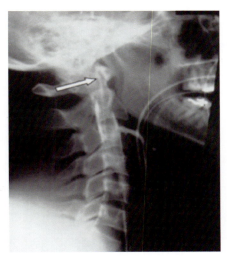

图5-11 颈静脉球导管放置

颈静脉导管应对准乳突骨放置(见白色箭头)。采样应超过2 min,缓慢吸引以避免脸部静脉引流引起的污染。

导管的放置:

可通过超声波检查两侧颈静脉的大小。65%的患者右颈内静脉为主侧,导管应放置在颈静脉球内,在颈椎侧位X线片显示与乳突同等高度。

5. 微透析

这一技术是将导管插入脑组织间隙中(可使用脑组织氧合插管的螺栓)。微透析插管带有半透膜,可通过生理盐水平衡脑组织间隙的分子组成,间接反映细胞内代谢情况。

在脑氧供应不足的状态,神经元发生无氧代谢以释放三磷腺苷(ATP),因而产生大量乳酸。当脑组织间隙含有升高的乳酸/丙酮酸比例,分子浓度与等渗透析液维持平衡,分析可发现显示代谢危机,必须采取增加脑氧供或降低脑代谢以确保神经元不会由于能量不足而产生细胞死亡。

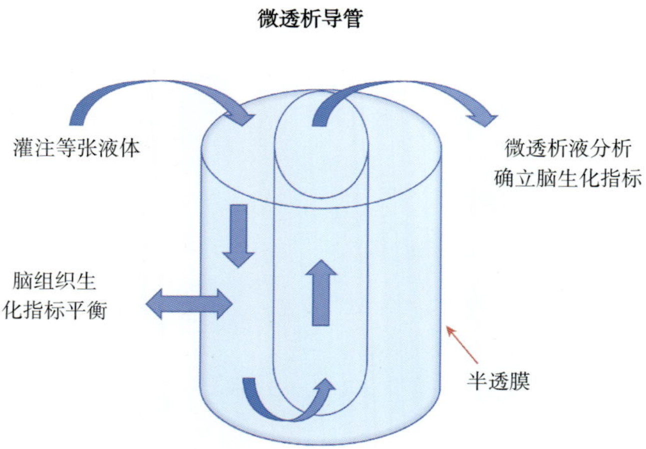

微透析导管

灌注等张液体

微透析液分析
确立脑生化指标

脑组织生
化指标平衡

半透膜

图5-12 微透析作用机制

生理盐水灌注入微透析导管,随之对回收的取样液体分子组成进行研究。由于导管壁是半透性质,脑组织间隙的分子与透析液维持平衡,然后分子组成得到分析(改编自BJA 2006;97:18-25)。

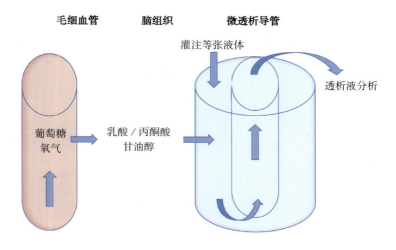

图5-13 透析液分析

乳酸（无氧代谢和缺血的指标）和甘油醇（神经细胞死亡的指标）等分子在透析液中被分析之后可以用来评定脑氧供和脑氧利用的充分性（改编自BJA 2006; 97:18-25）。

表5-4 神经重症患者的癫痫发作和癫痫持续状态频率

病状	癫痫发作（%）	癫痫持续状态（%）
缺血性卒中	5	1～10
蛛网膜下腔出血	5～15	10～15
创伤性脑损伤	10～30	5～20
颅内出血	20～40	10～30

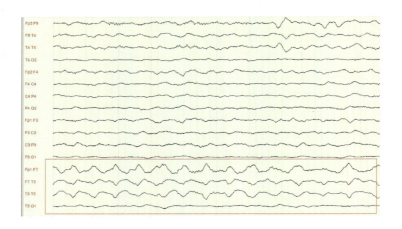

图5-14 脑电图显示亚临床（局灶性）癫痫发作时外侧／颞部呈慢波形态

对于重症患者，大多数癫痫发作属亚临床状态，我们也不能依照惯例是否有惊厥来评判是否癫痫发作。必须用EEG来确切诊断癫痫发作。

6. 连续脑电图

连续脑电图监测可以提供对脑内电活动的功能性评估，能有助于癫痫的诊断以及ICU内对其监管。

神经重症患者出现癫痫发作的情形较常发生，有5%～50%的患者取决于基础条件。此外，大部分ICU内发生的癫痫是非惊厥性的，因此仅仅根据没有惊厥表现便诊断没有癫痫发作和癫痫持续状态是不可靠的。还有就是癫痫发作时常是瞬间的，因而在简单筛选脑电图时可能错过。

7. 经颅多普勒

经颅多普勒（TCD）是利用频率为2 MHz的距离选通脉冲多普勒超声波束，对主要脑动脉脑血流进行评估。超声光束经由已有的"窗口"穿入颅骨并反射出红细胞。"多普勒频移"信号是传播和接收信号间的差值。多普勒频移可以用以下公式表达：

$$多普勒频移 = V \times F_t \times 2 \times cos\theta / C$$

在此，V = 速度，Ft = 频率，$\cos\theta$ 是声学角度的校正系数，C = 声波在组织里的传播速度。

可以用来观察颅内血管的窗口是颞窗（大脑中动脉和大脑前动脉）、眶窗（大脑前动脉）、枕窗（脊椎基底动脉和大脑后动脉）。TCD 可以测量脑血管反应性、自动调节、颅内压以及脑血流量，可用于蛛网膜下腔出血、创伤性脑损以及颅内高压。TCD 亦可在心脏外科手术和颈动脉内膜切除术中用来监测脑血流。

总结

- 多模式神经监测体系是利用不同监测仪器评估脑氧供，氧利用以及脑活动。
- 介入性颅内压监测可以预警ICP具危险性的升高，并且有助于压力反应系数（PRx）的计算。
- PRx可确定每一位患者的"最优脑灌注压"，进而了解颅内顺应性。
- 颈静脉血氧定量可以决定全大脑氧摄取率与氧利用率的平衡。
- 脑组织氧合功能监测着重于向脑特定区域或损伤区域（如半暗带）进行适当脑氧供的一个策略。
- 微透析检查脑损伤后神经元的细胞代谢。
- 连续脑电图可以了解神经重症患者癫痫发作的发生率，对癫痫发作或癫痫持续状态患者可同时用作治疗终点。

建议阅读的文献

1. 1.Wartenberg KE, Schmidt JM, Mayer SA. Multimodality monitoring in neurocritical care. Crit Care Clin. 2007 Jul; 23(3):507-538.
2. De Georgia MA, Deogaonka A. Multimodal monitoring in the neurological intensive care unit. Neurologist. 2005 Jan;11(1):45-54.
3. Bhatia A, Gupta AK. Neuromonitoring in the intensive care unit.II. Cerebral oxygenation monitoring and microdialysis. Intensive Care Med. 2007 Aug;33(8):1322-1328.
4. Dunn IF, Ellegala DB, Kim DH, et al. Neuromonitoring in neurological care. Neurocrit Care. 2006; 4(1):83-92.

5. Meixensberger J, Kunze E, Barcsay E, et al. Clinical cereral microdialysis: brain metabolism and brain tissue oxygenation after acute brain injury. Neurol Res. 2001 Dec;23(8):801-806.
6. Hillered L, Persson L, Nilsson P, et al. Continuous monitoring for cerebral metabolism in traumatic brain injury: a focus on cerebral microdialysis. Curr Opin Crit Care. 2006 Apr;12(2):112-118.

第2部分

神经外科重症监护

第6章 创伤性脑损伤

Mypinder S. Sekhon　Donald E. Griesdale

创伤性脑损伤（TBI）：因外伤导致大脑发生的钝性创伤和贯通创伤，没有出现其他复合情况（如低体温、药物中毒或戒断症状）且格拉斯哥昏迷分数≤8。

分类

临床

表6-1　格拉斯哥昏迷量表（GCS）

分级	格拉斯哥昏迷评分
轻度	12~15
中度	9~11
重度	≤8

目前，TBI在临床上以GCS评分分级。遗憾的是，这一方法未能将基础疾病／创伤列入评估范围。举例说明，一个大脑混乱的患者与一个弥散性轴索损伤的患者，其自然进程和病理生理学极可能很不相同。随着我们对不同类型TBI的了解不断加深，未来的定义可望能够将这些细微差异放入考量。

放射影像学检测／预后

表6-2　Rotterdam CT 脑部分级表

部位	分数	总分数	6个月内死亡率（%）
基底池	0=正常	1	0
	1=受压		
	2=消失		
中线移位	0=无移位或≤5 mm	2	7
	1=大于5 mm	3	16
硬膜外血肿灶	0=无	4	26
	1=有	5	53
脑室或创伤性蛛网膜下腔出血	0=无	6	61
	1=有		

表6-3　格拉斯哥预后评分

评分	等级	描述
1	死亡	死于创伤性脑损伤
2	植物状态	无法与环境互动，无反应
3	重度残疾	可以听从指示但无法独立生活
4	轻度残疾	能够独立生活但无法上学或工作
5	正常恢复	能够返回工作或学习

格拉斯哥预后评分在TBI研究中一直用作主要结果测定指标。

病理生理学

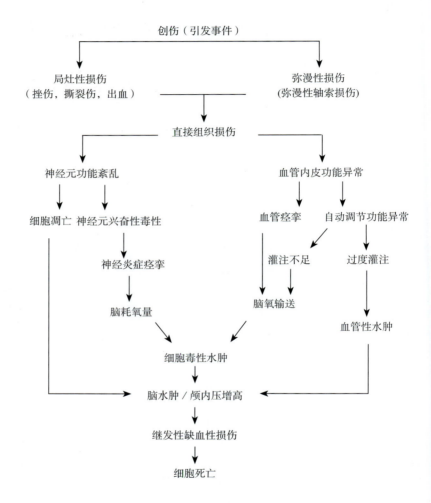

图6-1 创伤性脑损伤病理学

处理（重型 TBI）

原则

1. 入院前监护：避免低血压收缩压SBP <90 mmHg，低血氧PaO_2<60 mmHg。
2. 转入具备神经外科手术和神经重症监护资质的三级创伤中心。
3. 先进的神经监测系统（ICP、SjO_2、$PbrO_2$、PRx、cEEG、微透析）。
4. 遵循监护标准程序，预防继发性缺血性神经损伤。

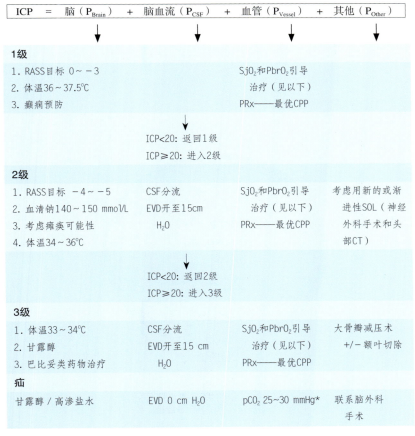

高渗盐水3%~5%剂量：3~5 mL/kg，3%~5%高渗盐水推注。甘露醇20%剂量：0.25g/kg，每6h 1次（保持血清渗透后浓度<320 mmol/L），出现脑疝时，1g/kg 静脉注射

＊1kPa=7.5 mmHg，SOL＝占位性病变

SjO$_2$和P$_{br}$O$_2$引导治疗

	SjO$_2$ER < 20% 以及 / 或者P$_{br}$O$_2$ > 50 mmHg	SjO$_2$ER 20%~35% P$_{br}$O$_2$ 20~50 mmHg	SjO$_2$ER>35%以及/或者 P$_{br}$O$_2$<20 mmHg
ICP ≤ 20 mmHg	观察	观察	1. CPP升高 至70~80 mmHg 2. 血红蛋白≥90 g/L 3. pCO$_2$ 40~45 mmHg
ICP ≥20 mmHg	1. 减低ICP≤20 2. pCO$_2$ 30~35 mmHg	减低ICP≤20	1. 减低ICP≤20 2. CPP升高至70~80 mmHg 3. 血红蛋白≥90 g/L

假如P$_{br}$O$_2$ < 20 mmHg，先增大FiO$_2$至目标PaO$_2$ > 100 mmHg，然后调整CPP或血红蛋白用以最优化P$_{br}$O$_2$并适当降低FiO$_2$

脑疝综合征

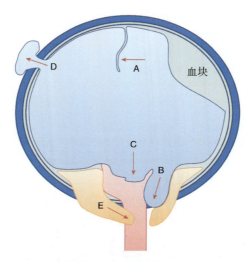

图6-2 颅内疝综合征

伴随颅内腔和压力的局部/弥漫性改变，可有五种（A~E）脑疝综合征。小脑扁桃体疝，钩回疝和脑中心疝引起脑干的直接压迫，均可导致生命危险。外疝一般只发生在大骨瓣减压术或开放性颅骨缺损之后。大脑镰下疝可导致脑半球对侧压迫。

表6-4 脑疝的临床意义

字母	疝种类	起因	后果
A	大脑镰下疝	单侧幕上占位病变	对侧半球压迫
B	钩回疝	单侧幕上占位病变或ICP增高	中脑压迫
C	中心疝	ICP增高	中脑/脑桥压迫
D	外疝	开放性颅骨缺损	骨/脑接口出血
E	扁桃体疝	幕下占位病变	脑桥/延髓压迫

表6-5 与创伤性脑损伤相关的颅内出血

种类	CT显示	备注
硬膜外	凸面高密度	最为常见：脑膜中动脉关联颅骨骨折
硬膜下	凹面高密度	颅脑桥静脉破裂
脑实质内	脑实质内的高密度淤积	最常见的创伤部位包括脑叶出血。在颅压升高的情况下，与基底节深层脑出血不同，脑叶出血经常出现在表层
挫伤	高/低密度	低密度表示脑细胞坏死
蛛网膜下腔	脑沟高浓度出血 +/-IVH	创伤性蛛网膜下腔出血（SAH）通常处于局部，不会出现在基底池和脑室 创伤性蛛网膜下腔出血的起因经常是一处低压静脉出血

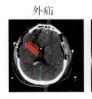 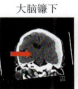 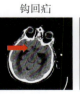 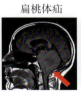 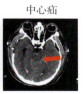

图6-3 CT颅内疝举例

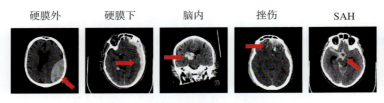

图6-4 与TBI关联的脑内出血CT

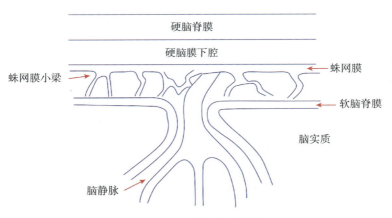

图6-5 脑膜层解剖横截面

硬膜下出血通常在随着创伤和颅脑桥静脉破裂但尚未流出脑实质的情况下发生。

神经重症监护循证：TBI

表6-6 重度TBI颅内压监测的作用

题目	创伤性脑损伤TBI颅内压监测的试验
作者	Chesnut RM.
内容小结	在玻利维亚或厄瓜多尔，ICU收治的324名重度TBI患者的RCT。随机分配脑实质压监测（PM）vs. 成像—临床检查（ICE）两组患者 研究内容包括比照发达国家医疗系统，巴比妥类药物用于ICP防护，以及单一ICP<20 mmHg并非所有脑损伤的有效目标对等的有限普遍适用性。该研究可能指出了对于重度TBI患者来说，多种模式的监测较之于个体化治疗更为重要

表6-7 TBI中减压的作用

题目	弥散性创伤性脑损伤（DECRA）的开颅减压
作者	Cooper DJ.
内容小结	155名患者随机进行双额开颅去骨瓣减压术，DECRA RCT显示减低了颅内压，然而对照监护标准，6个月内临床预后Glasgow脑损伤预后细化型指数（GOS-E）很差

表6-8 重症TBI镁输液的作用

题目	创伤性脑损伤后硫酸镁对神经的保护作用：一次随机对照试验
作者	Temkin NR.
内容小结	对499名TBI患者（GCS≤12）的随机对照试验表明，硫酸镁输液6个月内无复合终点（死亡率、癫痫发作、功能指标和神经测试）或死亡率减少。事实上，接受低目标治疗（1.00~1.85mmol/L）的患者结果更差

表6-9 低温疗法对严重创伤性脑损伤的作用

题目	对严重创伤性脑损伤患者的极早期低温诱导（国家急性脑损伤研究：低温疗法Ⅱ）：一次随机试验（NABIS Ⅱ）
作者	Clifton GL.
内容小结	对低温疗法的可能疗效存在着相互矛盾的数据。NABIS：H Ⅱ 是一组97名早期TBI患者（GCS≤8）为期较短（48h）的低温疗法对照试验。6个月的GOS未有显示差异。试验因无效而终止。正在等待Eurotherm 3235试验的结果

总结

- 创伤性脑损伤分级是依据在没有出现其他复合情况下的初步GCS分数划分。
- TBI发生后可出现脑水肿并伴之出现颅内压升高。TBI后的脑水肿和颅内高压高发段是伤后3~6天。

- TBI的病理会导致继发性缺血性脑损伤，此外还有可能引发脑水肿和颅内压升高。
- 多模式神经监测可用于优化脑氧气输送，防止继发性缺血性脑实质损伤。
- 在极端的颅内压升高情况下，可出现脑疝综合征。

建议阅读的文献

1. Vincent JL, Berre J. The medical management of severe traumatic brain injury. Crit Care Med. 2005;331:392-400.
2. Li L, Timofeev I, Czosnyka M, et al. The surgical approach to the management of increased intracranial pressure after traumatic brian injury. Anesthesia Analog. 2010;111(3):736-749.
3. Wright WL. Sodium and fluid management in acute brain injury. Curr Neurol Neurosci Rep. 2012;12:466-473.
4. Rosenfeld JV, Maas AI, Bragge A, et al. Early management of severe traumatic brain injury. Lancet. 2012;380:1088-1098.
5. Maas AI, Stochetti N, Bullock R. Moderate and severe traumatic brain injury in adults. Lancet Neurol. 2008;7:728-741.
6. Chesnut RM, Temkin N, Carney N, et al. A trial of intracranial-pressure monitoring in traumatic brain injury. N Engl J Med. 2012;367:2471-2481.
7. Cooper DJ, Rosenfeld JV, Murray L, et al. Decompressive craniectomy in diffuse traumatic brain injury. N Engl J Med. 2011;364(16):1493-1502.
8. Temkin NR, Anderson GD, Winn HR, et al. Magnesium sulfate for neuroprotection after traumatic brain injury: a randomized controlled trial. Lancet Neurol. 2007;6(1):29-38.
9. Clifton GL, Valadka A, Zygun D, et al. Very early hypothermia induction in patients with severe brain injury (the National Acute Brain Injury Study: Hypothermia II): a randomized trial. Lancet Neurol. 2011;10(2):131-139.

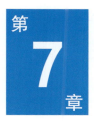

蛛网膜下腔出血

Mypinder S. Sekhon　　Donald E. Griesdale

颅内出血起源于蛛网膜下腔,病因学上可分为动脉瘤性和非动脉瘤性。

表7-1　蛛网膜下腔出血的病因学

蛛网膜下腔出血			
起因	频率	SAH部位	临床诊断经验
动脉瘤性	85%		
大脑前动脉	20%	弥漫性皮质	并发症发病率高
大脑中动脉	20%	基底池	
大脑后动脉和后交通	15%	脑室	预后较差
前交通	20%		
其他	10%		
病因学	频率	SAH部位	临床诊断经验
非动脉瘤性	15%		
中脑周围	10%	中脑	预后良好
动脉夹层	5%	基底池	颈部创伤史,颅神经症状
动静脉型		表面	家族史

（续表）

血管畸形	频率	SAH部位	临床诊断经验
硬脑膜动静脉瘘		基底池	头部创伤/颅骨骨折的既往发病史
感染性/细菌性动脉瘤		表面	合并及以往的系统性感染
可卡因		多变	合并拟交感神经药中毒综合征
创伤		多变	合并TBI
垂体卒中		无	视觉症状/信号
脊髓血管病变		基底池	双肩间背痛病史

TBI＝创伤性脑损伤，SAH＝蛛网膜下腔出血，CN＝脑神经（改编自 Brain 2001; 124:249-278）

分类法

表7-2 蛛网膜下腔出血临床分级

Hunt & Hess分级			世界脑神经外科医生联合会分级		
分级	神经功能缺失	生存率	分级	神经功能缺失	GCS
1	无	70	1	无	15
2	头痛，颈强直	60	2	无	13~14
3	嗜睡模糊，轻度缺失	50	3	有	13~14
4	木僵，偏瘫	20	4	无或有	8~12
5	深度昏迷，去大脑强直	10	5	无或有	<7

表7-3 蛛网膜下腔出血放射学分类

	改良Fisher 分级			原Fisher 分级	
分级	CT表现	脑血管痉挛危险性（%）	分级	CT表现	脑血管痉挛危险性（%）
1	细微SAH，无IVH	24	1	局灶细微SAH	21
2	细微SAH，有IVH	33	2	弥漫性SAH，厚度<1 mm	25
3	广泛性SAH，无IVH	33	3	SAH >1 mm	37
4	广泛性SAH，有IVH	40	4	脑室内出血或脑实质内出血	31

IVH=脑室内出血，SAH=蛛网膜下腔出血，CT=计算机断层扫描，细微SAH厚度<1mm，广泛性SAH厚度>1mm

诊断

表7-4 蛛网膜下腔出血影像学诊断

		测试特性	
诊断性测试	目的	敏感性/特异性（%/%）	特别备注
非增强CT	检测SAH	（90~95）/（90~95）	SAH后48 h >敏感性降低
腰穿	检测SAH	（70~80）/（95~100）	SAH 后12 h >黄变症
CTA	检测动脉瘤	（85~98）/（90~95）	动脉瘤<5 mm敏感性降低

（续表）

诊断性测试	目的	测试特性	
		敏感性/特异性（%/%）	特别备注
MRA	检测动脉瘤	70～90/75～90	动脉瘤敏感性降低<5 mm
脑血管造影	检测动脉瘤+/-治疗	95～100/95～100	黄金标准；并发症率2%

脑血管瘤

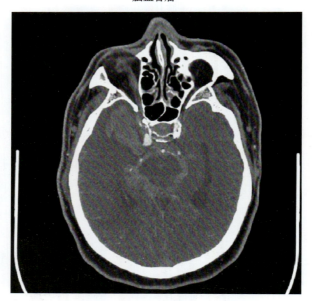

图7-1 CT造影图显示位于大脑中动脉起始处的一处脑动脉瘤

可见相邻脑叶出血。此脑动脉瘤位于颈内动脉与大脑中动脉的分叉点，这是脑动脉瘤常发之处。

1. 局灶性神经功能缺失
2. 意识水平下降

排除结构并发症
① 再出血（如未完全止血）
② 脑水肿
③ 血管痉挛

获取CT血管造影（头部CT）或CT灌注成像

如果头部CT／造影／灌注不能解释病情恶化的现象，
可继续采用EEG以便排除癫痫持续

图7-2　SAH神经恶化的处理方式

　　务必对蛛网膜下腔出血的患者严格依照神经检查的步骤，病情恶化须尽量少用镇静。在病情恶化出现后，及时采用相应的成像方式检查分析诸如再出血、梗阻性脑积水和血管痉挛等症状。如果检查未能发现恶化的起因，应高度考虑癫痫发作和癫痫持续的可能，立即进行EEG检测评估。

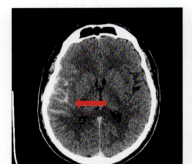
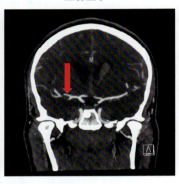

图7-3 蛛网膜下腔出血以及伴随血管痉挛的CT影像

基底池出现蛛网膜下腔出血的迹象说明SAH属脑动脉瘤性质。左边的影像展示了脑动脉瘤性SAH后在大脑中血管分布区域出现的血管痉挛部位。血管痉挛风险多始于SAH后3~4天,7~12天时呈高峰状态,脑动脉瘤性SAH后第14~28天逐渐消退。

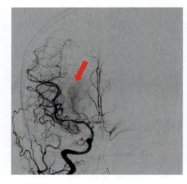
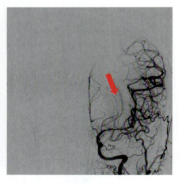

图7-4 蛛网膜下腔出血患者出现血管痉挛的常规造影图

SAH后的脑血管造影表明血管痉挛的成像证据,血管痉挛可导致脑缺血和梗死。

检测&目标	常规ICU监护	SAH特别治疗
• $SaO_2 \geq 97\%$ • 平均动脉压监测 • 血糖：按照ICU胰岛素程序 • 血红蛋白≥90 g/L • 血清钠>135 mmol/L	• 预防深静脉血栓-顺序压缩装置 • 预防胃肠道症状 • 营养 • HOB 30° • 每小时检查神经生命体征	• 尼莫地平每4 h 60 mg • 保持血容量 • 保持正常镁水平 • 温度保持36℃~37.5℃

脑动脉瘤性蛛网膜下腔出血

通过采用血管内栓塞弹簧圈或微血管夹闭术在48 h内稳定动脉瘤

未稳定动脉瘤	稳定动脉瘤
1. SBP< 140 mmHg 2. 氨甲环酸（如因为推迟行栓塞或夹闭术）>72 h 3. 凝血功能障碍逆转	如果采用栓塞或夹闭术，除非有急性血管痉挛显示，保持SBP<200 mmHg。如出现血管痉挛，在栓塞/夹闭术后6h, MAP目标90~140 mmHg。

并发症管理

并发症	管理
血管痉挛 （中度到严重）	初步治疗—诱导高血压治疗 高血压—MAP目标：90~140 mmHg 如果并发左心室（LV）功能失常，可以采纳以下措施： 米力农—0.125μg~0.75 μg/（kg·min）静脉输液，保持MAP目标 如果诱导高血压治疗无效，可考虑动脉内血管成形术（适用于近侧大血管痉挛） 动脉内血管扩张剂（尼卡地平或米力农） 重新评估血管痉挛疗效（临床检查+/-每24~48 h成像检测）

(续表)

并发症	管理
脑积水	脑脊液引流 脑室外引流（EVD）放置初设5~10 cm 如果只是交通性脑积水，采用连续腰椎穿刺或腰椎引流 如果EVD放置到位： 保持开放5~15 cmH$_2$O，如发现EVD无引流，立即通知神经外科 如怀疑脑室炎，每24 h或48 h培养脑脊液
钠紊乱	低血钠症-抗利尿激素分泌不当综合征（SIADH）vs.脑性耗盐综合征 避免液体限制，可用高渗盐水调整。可考虑对脑性耗盐综合征使用氟氢可的松 高血钠症 排除中枢性尿崩症 去氨加压素（DDAVP）每12 h 1~2 μg，如是尿崩症须维持钠水平在135~145 mmol/L
心脏病	心律不齐 遥控监测，维持正常电解质（尤其是K$^+$/Mg^{2+}） 心肌病变 如怀疑新的左心室功能异常，可做超声心动图 如需改善心肌收缩力，可考虑用正性肌力药（多巴酚丁胺/米力农）
癫痫发作	如出现以下情况可做EEG： 惊厥性癫痫 持续性/波动性/新发现的意识水平下降 处理 一线抗惊厥药——苯妥英钠20 mg/kg 静脉注射，然后每隔8 h 5~7 mg/kg 参考癫痫持续处理标准程序

接下来的病例，是一名完全右侧偏瘫患者，在蛛网膜下腔出血后7天发生左大脑中动脉（MCA）严重血管痉挛，继发运动性和感觉性失语症。初次非增强CT显示一低密度部位，表明是一处缺血／梗死的组织。随后所做CTA揭示了大脑中动脉末端分枝的血管痉挛。CT灌注影像表明峰值和平均通过时间延迟，脑血流量（CBF）减少但脑血容量（CBV）保持原态，显示出一大片缺血半暗带，而不是已有梗死。对

患者采取了诱导性高血压疗程，反复成像检查，都发现在非增强CT的低密度，影像血管痉挛，峰值和平均通过时间等方面都表现出显著改善。CBF恢复正常，CBV治疗后有所提高。最重要的是，患者从因神经功能缺损而造成的运动性和感觉性失语症以及右侧运动失常的状态恢复了正常。

临床参数	高血压前治疗	高血压后治疗
非增强CT		
CT血管造影		
平均通过时间		
峰值时间		

临床参数	高血压前治疗	高血压后治疗
脑血流量	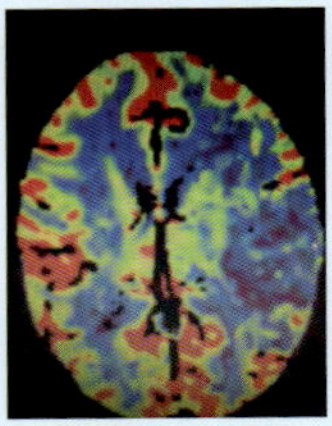	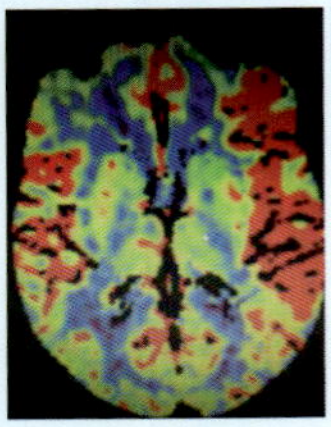
脑血容积	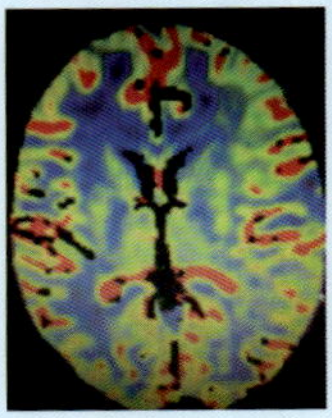	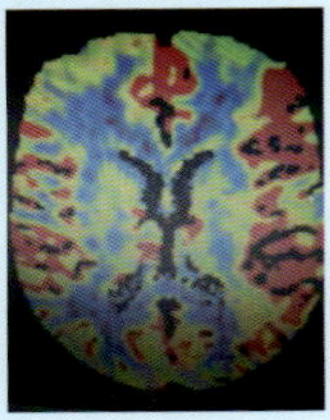
神经检查	表达性和感觉性失语症 右臂和右腿偏瘫	运动性和感觉性失语症缓解，右下肢肌力正常 右上肢3/5肌力

图7-5 SAH后并发血管痉挛患者在高血压前／后治疗的CT灌注成像

表7-5 SAH后血管痉挛分级

	常规造影		CT或MRI造影
1级	1处血管轴有痉挛	无	无血管痉挛
2级	2处血管轴有痉挛	轻微	血管直径缩小<50%
3级	3处血管轴有痉挛	中度	血管直径缩小50%～75%
4级	弥漫性或全面血管痉挛	重度	血管直径缩小>75%

神经重症监护循证

表7-6　ISAT试验

题目	应用神经外科夹闭术对照血管内栓塞对2143名破裂性颅内动脉瘤患者的国际蛛网膜下腔动脉瘤试验（ISAT）：疗法对于存活、残疾性、癫痫、再出血、亚组和动脉瘤治愈的随机比较
作者	Molyneux AJ.
内容小结	对2143名重度蛛网膜下腔出血患者所做的国际蛛网膜下腔动脉瘤试验随机双盲对照试验中，在一年期间患者动脉瘤手术有效性反映在死亡率下降或生活依赖程度减低，结果血管内栓塞23.5% vs. 手术夹闭30.9%（$p<0.001$）。疗效可持续7年以上。血管内栓塞后再次出血的风险较高，但这被等待手术时发生更高的再出血率所抵消。两组的长期再出血风险都比较低。该研究选用的是经过严格挑选的患者组，血管内栓塞组治疗后的再出血高风险被等待手术时更高的再出血风险所抵消。

表7-7　钙通道阻滞剂对蛛网膜下腔出血的作用

题目	钙拮抗药在动脉瘤性蛛网膜下腔出血的应用
作者	Dorhout Mees SM.
内容小结	随机对照试验的荟萃分析表明，口服尼莫地平（钙拮抗药）可减低不良结果的风险（16个试验，RR 0.67，95%CI 0.55~0.81）以及动脉瘤性蛛网膜下腔出血后继发缺血的风险（11个试验，RR 0.66，95% CI 0.59~0.75）。

总结

- 蛛网膜下腔出血在病因学上分为动脉瘤性与非动脉瘤性两种。
- 动脉瘤性蛛网膜下腔出血的严重程度应根据临床检查结果以及放射影像学特征分级。
- 蛛网膜下腔出血的治理在于预防可能出现的出血后并发症，并且保持适度脑氧供。
- 蛛网膜下腔出血后血管痉挛是死亡率和致残率的主要原因，与SAH的严重性评分直接相关。

建议阅读的文献

1. Van Gi jn J, Rinkel GJE. Subarachnoid hemorrhage: diagnosis, causes and management. Brain. 2011;124:249-278.
2. Muroi C, Deule M, Mishima K, et al. Novel treatments for vasospasm after subarachnoid hemorrhage. Curr Opin Crit Care. 2012;18:119-126.
3. Conolly S, Rabinstein A, Carhuapoma R, et al. Guidelines for the management of aneurysmal subarachnoid hemorrgage: A guideline for healthcare professionals from the American Heart Association/American Stroke Association. Stroke. 2013;436(6):1711-1737.
4. Diringer MN, Bleck TP, Hemphill C, et al. Critical care management of patients following aneurysmal subarachnoid hemorrhage: Recommendations from the Neurocritical Care Society's Multidisciplinary Concensus Conference. Neurocrit Care. 2011;15:211-240.
5. Green DM, Burns JD, DeFusco CM. Management of aneurysmal subarachnoid hemorrhage. J Intensive Care Med. 2012;28(6):341-354.
6. Frontera JA, Claassen J, Schmidt JM, et al. Prediction of symptomatic vasospasm after subarachnoid hemorrhage: the modified Fisher scale. Neurosurgery. 2006;59(1):21-27.
7. Fishe CM, Kistler JP, Davis JM. Relation of cerebral vasospasm to subarachnoid hemorrhage visualized by computerized tomographic scanning. Neurosurgery. 1980;6(1):1-9.
8. Lannes M, Teitelbaum J, del Pilar Cortés M,et al. Milrinone and Homeostasis to treat cerebral vasospasm associated with subarachnoid hemorrhage: the Montreal Neurological Hospital protocol. Neurocrit Care. 2012 Jun;16(3):354-362.
9. Molyneux AJ, Kerr RSC, Yu L-M, et al. International subarachnoid aneurysm trial (ISAT) of neurosurgical clipping versus endovascular coiling in 2143 palierds with ruptured intracranial aneurysms: a randomized comparison of effects on survival, dependency, seizures, rebleeding, subgroups, and aneurysm occulusion. Lancet. 2005;366(9488):809-817.
10. Molyneux AJ, Kerr RSC, Birks J, et al. Risk of recurrent subarachnoid haemorrhage, death, or dependence and standardized mortality ratios after clipping or coiling of an intracranial aneurysm in the Internationl Subarachnoid

Aneurysm Trial (ISAT): long-term follow-up. Lancet Neurol. 2009;8(5):427–433.
11. Dorhout Mess SM, Rinkel GJE, Feigin VL, et al. Calcium antagonists for aneurysmal subarchnoid haehorrhage. Cochrane Database Syst Rev 2007;(3):CD000277.

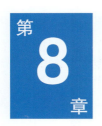

颅内出血

Mypinder S. Sekhon　William R. Henderson

伴有或没有脑室扩张的自发性脑实质内出血。

病因学

表8-1　脑出血的病因学探讨

类别	起因	备注
原发性	高血压	最为常见位于深部脑组织（如基底节、丘脑、脑桥、内囊）
	淀粉样脑血管病	脑叶出血的典型原因
继发性	肿瘤	恶性肿瘤易于导致出血
		－多形性胶质母细胞瘤
		－转移性恶性肿瘤
		－黑色素瘤
		－乳腺癌
		－睾丸癌
		－肾细胞癌
	血管	CT或MR造影以明确潜在病变
	1. AVM	
	2. 动脉瘤	
	3. 血管瘤	
	创伤	脑叶出血部位表浅
	静脉血栓	多发性出血，多沿主要脑静脉窦分布
	缺血性脑卒中的出血性转化	合并周围的缺血半暗带
	药物—拟交感神经药	与高血压病因学相类似部位
	凝血障碍	通常出现相关病变

AVM=动静脉畸形，CT=计算机断层扫描，MR=核磁共振

诊断

CT扫描

CT扫描可明确显示急性出血高密度的信号强度。额叶、颞叶或枕叶等处多发性出血表明创伤型病因。

颅内出血：CT扫描显示右额叶脑出血使缺血性脑卒中的溶栓治疗复杂化了。

以立方厘米为单位的血肿体积可用一改良的椭球体方程表达：（A×B×C）/2，这里A、B和C代表各正交平面血肿以厘米为单位的最长直线维度。

血肿周围水肿和因脑疝而发生的组织位移亦可被发现。

还可以注射碘造影剂以增加深层肿瘤或血管畸形的检出。CT血管造影的"点状征"可以用来预测脑内血肿的发展。

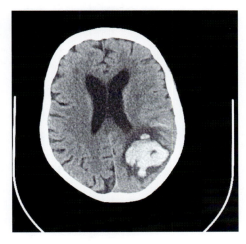

图8-1 计算机扫描额颞叶脑内出血成像图
显示的是一处脑内出血并发血肿周围水肿以及对侧大脑半球受压。

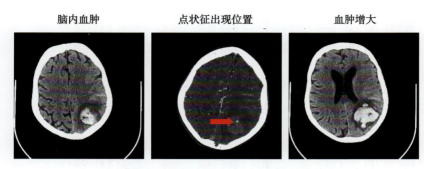

图8-2 计算机扫描成像显示脑出血以及点状征和增大

出现点状征表明进行CT时血迅速外渗,这预示了间歇性脑出血增加(改编自Neurology 2010;75:834)。

核磁共振成像

表8-2 脑出血磁共振成像阶段

阶段	时间	血红蛋白	T1	T2
超急性	<24 h	氧合血红蛋白（细胞内）	等或低	高
急性	1~3 d	去氧血红蛋白（细胞内）	等或低	低
早期亚急性	>3 d	高铁血红蛋白	高	低
亚急性	>7 d	高铁血红蛋白（细胞外）	高	高
慢性	>14 d	含铁血黄素（细胞外）	等或低	低

管理

如出血部位和病史与高血压(HTN)不相符,评估继发性原因。

表8-3 常规处理原则

监测与目标	常规ICU护理	进一步检查
• $SaO_2 \geq 97\%$	• DVT预防—SCDs	• 48 h内 EEG
• 中心静脉和动脉导管	• GI预防	• CTA
• 血糖:6~10 mmol/L	• HOB 30°	• CBC, INR/RTT, 纤维蛋白原

表8-4 脑内出血管理方法

预防血肿扩张	神经保护	手术治疗
SBP <140 mmHg	36~37.5 ℃	手术减压[1,2]
凝血障碍逆转[4]	钠 >140 mmol/L	脑室外引流[3]
Plts > 100	癫痫发作评估(如有可能行Tx)	
INR<1.5		
PTT<40	血糖:6~10 mmol/L	
	ICP/CPP 引导治疗	

[1] 小脑幕下指征:①>3cm ②脑干压缩 ③脑积水
[2] 小脑幕上指征:①脑疝 ②脑积水
[3] 指征:①脑积水 ②如格拉斯哥昏迷评分 < 8或显脑疝证据,进行ICP监测
[4] 凝血障碍逆转:①可密定—Octaplex(凝血酶原复合物)或新鲜冰冻血浆输注以取得立即逆转。维生素K_1 8~12 h开始使用 ②血小板抑制剂——考虑血小板输注 ③常规肝素——鱼精蛋白

表8-5 颅内出血ICP引导治疗

1级

1. RASS 镇静评分目标 0~-3	PRx-最优化
2. 体温 36~37.5℃	CPP

↓

ICP ≥20 >5 min(未刺激),打开EVD并CSF引流,而后关闭EVD
ICP < 20: 回到1级
ICP≥20: 进入2级

2级

1. RASS 镇静评分目标 -4~-5	CSF	PRx-最优化CPP	考虑新的或进一步神经外科手术治疗和考虑CT头部扫描
2. 血清钠145~155 mmol/L	分流		
3. 考虑瘫痪	EVD 15cm H_2O		
4. 体温 36~37.5℃			

脑疝

渗透疗法(甘露醇&高渗盐水)	打开EVD	pCO_2 25~30 mmHg	联系神经外科

预后

表8-6 脑出血(ICH)量表评分

特点	分数	级别	30天死亡率(%)
GCS	2=GCS3~4 1=GCS5~12 0=GCS13~15	1	13
ICH容积	1=大于30 cm^3 0=小于30 cm^3	2	26
IVH	1=有 0=无	3	72
部位—小脑幕下	1=是 0=否	4	97
年龄	1=大于80 0=小于80	5	100

GCS=格拉斯哥昏迷评分, ICH=脑出血, IVH=脑室内出血

神经重症监护循证

表8-7　INTERACT 试验

题目	对急性脑出血患者的快速降血压处理
作者	安德森 CS
内容小结	INTERACT2 试验是一组随机对照试验，对2839名患者自发性ICH（GCS 中度，IQR14，12~15）随机为SBP<140 mmHg vs. SBP <180 mmHg。虽然90天内的死亡或重度残疾没有差别，但SBP<140 mmHg组在改良Rankin量表测试表现出改善的功能结果（OR 0.87, 95% CI 0.77~1.00, $p=0.04$）。不过该结果排除了具有结构性原因，需要手术或昏迷的患者。

表8-8　活化人凝血因子Ⅶ对ICH的作用

题目	重组活化人凝血因子Ⅶ对急性脑出血的疗效
作者	迈耶 SM.
内容小结	重组活化人凝血因子Ⅶ（rFVIIa）。对841名ICH患者的随机对照试验，包括安慰剂, rFVIIa (20μg/kg) 或 rFVIIa (80μg/kg) 随机分组。虽然在 rFVIIa 80μg/kg 组显示出ICH 扩大的显著减低，但是在90天死亡率或重度残疾方面未有差异。此外，增大rFVIIa剂量显示可导致动脉血栓栓塞风险增加。

表8-9　ICH早期手术的作用

题目	自发性幕上脑出血（STICH Ⅱ）患者早期手术 VS 初期保守治疗：一次随机试验
作者	门德罗 AD.
内容小结	两组大型随机对照试验检查了ICH手术治疗的作用。STICH 对531名患者进行了早期手术（<24 h）对照药物治疗的随机试验。6个月后的治疗结果分析没有出现显著差异，尽管药物治疗组有26%患者转为血肿清除 STICH II 对601名患者进行了浅表性脑叶出血（10~110 mL出血量）早期手术 VS 药物治疗。结果再次显示两组间的不良事件没有显著差异。不过，那些预后较差或恶化的亚组可能有一定的得益。

总结

- 脑出血有多种病因，每一种都有独特的临床和影像发现。
- ICH诊断包括运用计算机扫描成像判断出血，然后通过进一步的成像或实验室检验评估潜在病因。
- ICH的管理旨在预防血肿扩大增多，提供神经保护并且采用外科手段保障尚有活力的脑实质。

建议阅读的文献

1. Grise EM, Adeoye O. Blood pressue control for acute ischemic and hemorrhagic stroke. Curr Opin Crit Care. 2012;18:12-138.
2. Flower O, Smith M. The acute management of intracerebral hemorrhage. Curr Opin Crit Care. 2011;17:106-114
3. Nyquist P. Management of acute intracranial and intraventricular hemorrhage. Crit Care Med. 2010;38:946-954.
4. Diringer MN. Intracerebral hemorrhage: pathophysiology and management. Crit Care Med. 1993;21(10):1591-1603.
5. Tatu L, Moulin T. Prognosis and treatment of spontaneous intracerebral hematoma: review of the literature. J Neuroradiol. 2003;30(5):326-331.
6. Steriner T, Bosel J. Options to restrict hematoma expansion after spontaneous intracerebral hemorrhage. Stroke. 2010;41(2):402-409.
7. Qureshi AI, Palesch YY, Martin R, et al. Antihypertensive treatment of acute cerebral hemorrhage study investigators. Effect of systolic blood pressure reduction on hematoma expansion, perihematomal edema, and 3-month outcome among patients with intracerebral hemorrhage: results from the antihypertensive treatment of acute cerebral hemorrhage study. Arch Neurol. 2010;67(5):570-576.
8. Qureshi AI, Harris-Lane P, Kirmani JF, et al. Treatment of acute hypertension in patients with intracerebral hemorrhage using American Heart Association guidelines. Crit Care Med. 2006;34(7):1975-1980.
9. Anderson CS. Medical management of acute intracerebral hemoorhage. Curr Opin Crit Care. 2009;15(2):93-98.
10. Hemphill JC 3rd, Bonovich DC, Besmertis L, et al. The ICH score: a simple, reliable grading scale for intracerebral hemorrhage. Stroke. 2001;32(4):891-897.

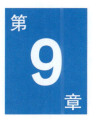

脊髓损伤

Mypinder S. Sekhon　　Donald E. Griesdale

表9-1　脊髓损伤机制

机制	描述
撞击和压迫	骨/椎间盘/血肿引起脊髓压迫创伤
撞击和短暂压迫	撞击引起过伸性损伤
牵拉	轴面脊髓的伸展和切变
横断	继发于穿透性创伤或重度牵拉

表9-2　美国脊髓损伤协会（ASIA）损伤程度分级

分级	描述	损伤指标
A	完全性损伤	病灶以下无运动或感觉功能
B	不完全损伤	病灶以下无运动功能但保持感觉功能
C	不完全损伤	病灶以下有运动功能，>50%的关键肌肌力<3级
D	不完全损伤	病灶以下有运动功能，>50%的关键肌肌力 >3级
E	正常	正常

运动神经评分 0=无力，1=肌颤，2=无重力运动，3=重力运动，4=抗阻力下降，5=抗阻力正常。感觉神经评分（轻触，针刺，温度）0=无，1=损伤，2=正常

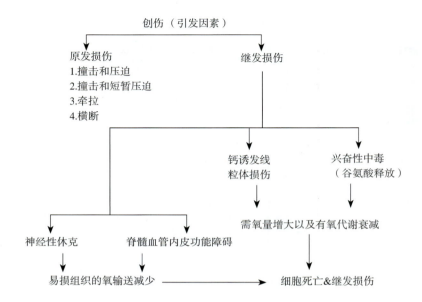

图9-1 脊髓损伤病理生理学

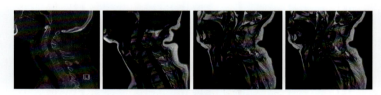

图9-2 创伤性脊髓损伤

磁共振成像显示由于脊髓受冲击而引起的颈椎椎体后移。

与TBI相似,脊髓损伤的血流动力学处理着重于预防继发性缺血损伤。一旦伴随缺血损伤,一系列复杂的细胞功能障碍可导致原本可以挽救的组织遭受重创。

表9-3 脊髓综合征

症状	病因学	机制	症状／表现
急性中央脊髓	骨赘压迫和前部黄韧带压缩和后部压缩性骨折和骨折脱位	过度伸展	上肢力弱>下肢力弱 病灶和脊髓丘脑束交叉部位疼痛／温觉消失
脊髓前索	前骨折脱位／压缩 椎体骨折 肿瘤 脊髓前动脉血栓形成／夹层	屈曲／旋转	双侧痛／温觉消失 对称性运动神经衰弱 潜在上肢 无损轻触感觉／本体感觉和震动
Brown-Sequard综合征	穿透性损伤 侧方椎体骨折	脊髓半切	同侧轻触感觉／本体感觉／震动消失 同侧运动减退 对侧温觉／痛觉消失
马尾神经	椎间盘／腰椎体突出肿瘤	由于骨折或肿瘤的马尾神经压缩	肠胃／膀胱失禁 鞍区感觉减退 腿麻／肌力弱
脊髓后	椎体后部骨折	过度伸展	本体感觉/震动／轻触感觉消失
脊髓圆锥	骶骨骨折	合并骨盆创伤	括约肌功能障碍及骶部感觉消失

表9-4　急性脊髓病的病因学探讨

种类	亚类	特异性病因学	备注
非创伤性	血管性	前部脊髓综合征 后部脊髓综合征 硬脑膜动静脉畸形 硬脑膜静脉瘘	夹层，栓塞型起因较少 前根动脉(根髓大动脉)闭塞 主动脉夹层
	自身免疫性	见表 9-5	
	感染性	见表 9-5	
	恶性肿瘤	远处原发恶性肿瘤骨转移	常见于转移性恶性肿瘤：肺癌、乳腺癌、前列腺癌、胃肠道肿瘤、淋巴瘤
创伤性	见表 9-1		

横贯性脊髓炎

定义：伴发某一原发病因的脊髓炎症损伤。

表9-5　横贯性脊髓炎的病因学探讨

种类		特异性病因学
炎性脱髓鞘性		多发性硬化症、视神经脊髓炎、急性播散性脑脊髓炎、疫苗后遗症
炎症性		系统性红斑狼疮、Sjogren综合征、结节病、Behcet 综合征、系统性硬化症，混合性结缔组织病
感染性	病毒性	水痘-带状疱疹病毒、巨细胞病毒、EB病毒、单纯疱疹病毒、甲型流感、麻疹病毒、腮腺炎、肠道病毒、黄病毒、甲&丙型肝炎
	细菌性	梅毒螺旋体、伯氏疏螺旋体、结核杆菌
	真菌性	球孢子菌病、芽生菌、曲霉菌、放线菌
	寄生虫	神经系统囊虫病、血吸虫病
副肿瘤综合征		神经元突触前膜蛋白抗体（乳腺）、CRMP抗体 5 （小细胞肺癌）

表9-6　横贯性脊髓炎的诊断标准

组成部分	标准
脊髓受累	由脊髓引起的感觉/运动自主神经功能障碍
症状分布	双侧表现或症状
病灶处	明确的感觉平面
时机掌握	4 h到21 d内发展到最差
病理学迹象	钆增强提示的脊髓炎症迹象，CSF脑脊液细胞增多，IgG指数增高

处理

表9-7　创伤性脊髓损伤处理方式探讨

方式		措施
脊髓		转入一级创伤救护中心
		固定
		1. C椎、T椎、L椎
		2. 清理脊柱
		手术减压
		入院后24 h内
并发症治理		
呼吸系统	肺炎	肺炎检测和治疗
		1. 气管吸引物培养+放射
		2. 可能的医院内感染和广谱抗菌药物
		呼吸机相关肺炎预防集束化治疗
		1. 氯己定合漱液
		2. EVAC气管导管
		3. 抬高床头30°
		4. 气管吸痰
	肺栓塞	防止深静脉血栓
		1. 低分子肝素/依诺肝素
		2. 早期活动
	肺部洁净	支气管灭菌管理
		1. 气管吸痰
		2. 胸部物理治疗
		3. 纤维支气管镜
		4. 考虑尽早气管切开术

(续表)

方式		措施
	呼吸机	撤掉机械通气 1. 确定脱机困难 　－完全损伤 vs. 部分损伤 　－脊髓损伤部位（上C椎vs.下C椎） 2. 各有关科室协调制定的脱机计划 3. 考虑使用束腹带帮助过渡
心血管	血流动力学	神经源性休克（尤其是T1～T5受累） • 血管加压素 　－一线药物使用去甲肾上腺素 　－如果心律变时性减弱可用多巴胺 灌注目标 • 维持脊髓灌注平均动脉压目标80～85 mmHg 营养 • 最好是经肠胃道，能量需求改变 血糖控制 • 胰岛素输注目标维持BG 6～10 mmol/L

神经重症监护循证

表9-8　激素对脊髓损伤的作用

问题	糖皮质激素对脊髓损伤的作用
内容小结	两组随机对照试验观察了甲泼尼龙（MP）对急性脊髓损伤患者的疗效。美国国家急性脊髓损伤研究（NASCIS Ⅱ）随机对427名患者进行了甲泼尼龙、纳洛酮或安慰剂的对照。虽然临床价值不确定，但患者在8 h内使用甲泼尼龙的亚组显示出运动评分的提高。NASCIS Ⅲ对499名患者的随机试验对照24 h内使用甲泼尼龙和48 h内使用甲泼尼龙，发现1年内神经功能未有提高，死亡率未有下降。更长时间使用甲泼尼龙导致更多的败血症和肺炎。根据这些还有其他的试验，最新版本的美国神经外科医生协会与神经外科医生联合会不建议在急性脊髓损伤患者中使用甲泼尼龙。

总结

- 创伤性脊髓损伤一般出现4种机制：横断，撞击和压缩，撞击和短暂压缩以及牵拉。
- 脊髓损伤诊断需要迅速体格检查和磁共振成像检查。
- 脊髓损伤治理应着重在SCI的减压，并在重症监护室监测并发症发生以及进行治疗。

建议阅读的文献

1. Jian X, Kowalski R, Sciubba D, et al. Critical care of traumatic spinal cord injury. J Intensive Care Med. 2013;28:12.
2. Maynard F, Bracken M, Creasey G, et al. International standards for neurological and functional classification of spinal cord injury. Spinal Cord. 1995;35:266-274.
3. Furlan JC, Noonan V, Cadotte DW, et al. Timing of decompressive surgery of spinal cord after traumatic spinal cord injury: An evidence based examination of preclinical and clinical studies. J Neurotrauma. 2011;28:1371-1399.
4. Dimar JR, Carreon L, Riina J, et al. Early vs. late stabilization of the spine in the ploytrauma patient. Spine. 2010; 35:187-192.
5. Bracken MB, Shepard MJ, Collins WF, et al. Methylprednisolone or Naloxone treatment after acut spinal cord injury: 1-year follow –up data. Results of the second National Acute Spinal Cord Injury Study. J Neurosurg. 1992; 76(1):23-31.
6. Bracken MB, Shepard MJ, Holford TR, et al. Methylprednisolone or tirilazad mesylate administration after acute spinal cord injury: 1-year follow up. Results of the third National Acute Spinal Cord Injury randomized controlled trial. J Neurosurg. 1998; 89(5):699-706.
7. Hurlbert RJ, Hadley MN, Walters BC, et al. Pharmacological therapy for acut spinal cord injury. Neurosurgery. 2013; 72(Suppl 2):93-105.

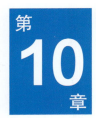

脑积水

Mypinder S. Sekhon   Donald E. Griesdale

定义：脑脊液的形成、循环或吸收障碍而导致的中枢神经系统内脑脊液组分扩大。

1. 交通性脑积水：这一类型的脑积水尚保持脑室系统和蛛网膜下腔的交通，起因通常是脑脊液吸收不足或者脑脊液产生过多。

2. 非交通性脑积水：这一类型的脑积水是脑室系统通路或出口受阻而形成的。

3. 正常压力脑积水：这一类型的脑积水绝大多数发生于老年患者，症状显示正常的颅内压，尽管脑脊液组分明显增加。

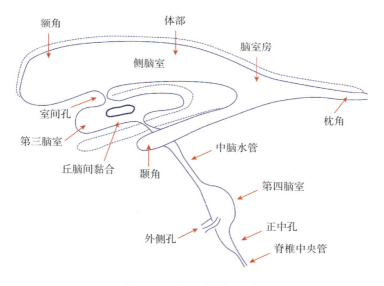

图10-1 脑室系统解剖学

双侧脑室脑脊液通过室间孔（孟氏孔）流入第三脑室。第三脑室通过中脑水管流入第四脑室。脑脊液经由外侧孔和正中孔（分别是Lushka孔和Magendie孔）流出。此后脑脊液流入中央管或循环至上矢状窦，在此通过蛛网膜颗粒被吸收入矢状窦。

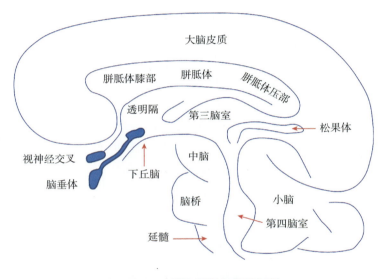

图10-2 大脑和脑干矢状解剖图

脑室系统解剖与中枢神经的主要解剖结构共同在此展示。重要的一点是,第四脑室位于小脑和脑干之间,是一处狭窄区域,可出现脑脊液阻塞而导致非交通性脑积水。

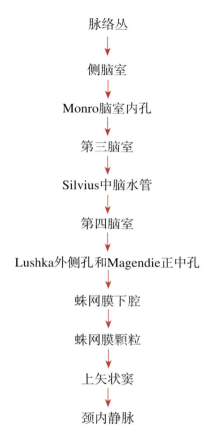

图10-3 脑脊液流动通路

脑脊液大约以0.2~0.35 mL/min的速度生成于侧脑室和第四脑室的脉络丛。在侧脑室和第三脑室内约共含有30 mL脑脊液。在任意一个时间点中枢神经系统内共有大约120 mL脑脊液。脑脊液在颅内压升高的状态下生成量会减少。

表10-1 脑积水的诊断考虑

成像模式	用途
CT	评估脑室尺寸并确认交通性或非交通性
MRI	评估引发脑积水的相应病变——尤其利于显示： 1. 小脑肿瘤 2. 后颅窝 3. Chiari 畸形 4. 导水管周围肿瘤
影像标准	1. 颞角 > 2mm。正常情况下颞角应仅仅勉强可见 2. 最大额角直径：最大双顶径比例 >30% 3. 脑室周围CT上低密度或MR上T2高信号：跨室管膜渗出 4. 矢状位磁共振成像显示胼胝体向上弯曲，表明急性脑积水 5. 额角和第三脑室扩大表明导水管受阻

CT成像展示非交通性脑积水

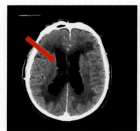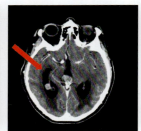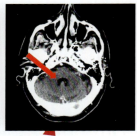

图10-4 非交通性脑积水的CT征象

脑室周围积水，靠近扩张的侧脑室，是由于增大的脑室压力所造成。

表10–2　脑积水的外科和药物治疗

方式	措施	备注
手术	分流术	
	脑室腹腔	最为常用。将脑脊液从侧脑室分流至腹腔
	脑室动脉	将脑脊液从侧脑室经由颈内静脉和上腔静脉分流至右心房。只对存在腹部病理改变（恶性肿瘤、腹膜炎、腹部大手术）的患者施行
	腰大池–腹腔	只能用于交通性脑积水
	胸腹腔	二线措施，只在其他分流术处理有禁忌时使用
	Torkildsen分流术	将脑脊液由侧脑室向脑池分流。极少使用
	脑室外引流	在急性脑积水作为应急措施
	其他	
	内镜第三脑室造瘘术	脑脊液分流的替代途径。可通过内镜下穿刺第三脑室底完成
	脑导水管成形术	如果同时进行肿瘤切除较为有效
	脉络丛切除术	只限用于顽固性病例。采用激光凝结脉络丛
	腰椎穿刺	仅用于交通性脑积水
药物	乙酰唑胺	有争议。两种药物均可减少脉络丛水平的脑脊液产生
	呋塞米	

总结

- 脑积水是由于异常脑脊液的产生、流动或吸收出现异常状态所导致脑室系统扩大。
- 交通性脑积水最常发生在脑脊液吸收减少或产生增多。脑脊液的流动未受影响。
- 非交通性脑积水发生在脑室系统内或出口的脑脊液流动受阻。
- 诊断需要细致详尽的病史／体格检查以及影像学，表现为脑室系统扩大。
- 脑积水的治疗以手术为主，最常用的是分流术。

建议阅读的文献

1. Fishman MA. Hydrocephalus. In Neurological Pathophysiology, Eliasson SG, Prensky AL, Hardin WB (Eds.), New York: Oxford, 1978.
2. Carey CM, Tullous MW, Walker ML. Hydrocephalus: Etiology, pathological effects, diagnosis, and natural history. In Pediatric Neurosurgery, 3rd edn, Cheek WR (Ed.), Philadephia: WB Saunders Company, 1994.
3. Akins PT, Guppy KH, Exelrod YV, et al. The genesis of low pressure hydrocephalus. Neurocrit Care 2011; 15:461.
4. Rekate HL. Treatment of hydrocephalus. In Pediatric Neurosurgery, 3rd edn, Cheek WR (Ed.), Philadelphia: WB Saunders Company, 1994.
5. Kirkpatrick M, Engleman H, Minns RA. Symptoms and signs of progressive hydrocephalus. Arch Dis Child 1989; 64:124.

第3部分

神经重症监护

第11章 缺血性卒中

Mypinder S. Sekhon　Manraj Heran

脑组织缺血性损伤继发于因血管阻塞或受累而引起的脑氧供应不足。

病因学

表11-1 缺血性卒中的病因学探讨

分类	概率	机制	病因学
栓塞型	70%	血管到血管	主动脉弓或颈动脉斑块破裂
		心源性	房颤伴左心房血栓
			瓣膜赘生物
			左心室室壁瘤并心尖血栓
			心房黏液瘤
			反常性栓塞（通过分流管右至左血栓流动）
血管栓塞	25%	腔隙性	颅内动脉血栓形成
			与糖尿病／高血压／脑血管病相关
其他	5%	主动脉夹层	最常发生部位：颈动脉和椎动脉
			创伤最常见的并发症状
		血管痉挛	动脉瘤性SAH后
			创伤性脑损伤后
			血管痉挛性疾病
		血管炎	系统性红斑狼疮
			结节病
		高黏血症	红细胞：真性红细胞增多症
			白细胞：髓系恶性血液病

（续表）

分类	概率	机制	病因学
			血清蛋白：Waldenstrom巨球蛋白血症，多发性骨髓瘤（MM）
		分水岭	任何可引起广泛性持续低血压的病因

诊断

表11-2 缺血性卒中的成像模式与应用

成像模式	基本原理
非增强CT	排除出血性卒中
CTA	显示血管解剖和通畅性
MRI	高信号显示脑梗死
CT灌注成像	确认可逆转的缺血区域

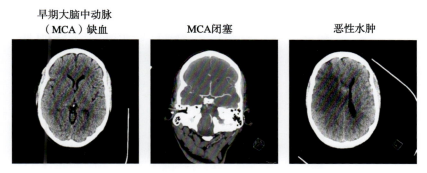

图11-1 大脑中动脉（MCA）缺血性卒中和继发的脑积水

在大片MCA卒中发生后可能导致恶性脑积水，并且可能引发脑疝。

基底动脉阻塞

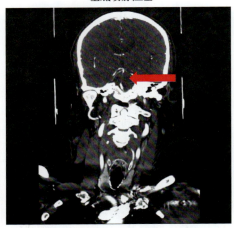

图11-2 基底动脉血栓形成的CTA，显示急性基底动脉血栓

表11-3 卒中的临床症状和表现

动脉	临床征兆和症状
颈内动脉（ICA）	单眼失明 对侧肢体偏瘫/偏侧性感觉障碍（腿＝手臂＝面部） 优势半球－失语 非优势半球－失用&忽略
眼动脉	单眼视力受损
大脑中动脉（MCA）	对侧肢体偏瘫/偏侧性感觉障碍（手臂/面部＞腿） 优势半球－表达性失语 非优势半球－失用&忽略 同向偏盲
大脑前动脉（ACA）	对侧肢体偏瘫/偏侧性感觉障碍（腿＞手臂/面部） 不自主反射 尿失禁
大脑后动脉（PCA）	黄斑回避同向偏盲 丘脑综合征 对侧偏侧性感觉障碍 优势半球－感觉性失语

(续表)

动脉	临床征兆和症状
基底动脉	对称性四肢麻痹/感觉缺失 脑神经异常 意识水平改变
椎动脉	Wallenberg综合征－同侧面部和对侧肢体 偏侧性感觉障碍 复视 构音障碍 同侧Horner综合征

(改编自pocket Medicine, 3rd edition, 2008, Lippincott Williams and Wilkins)

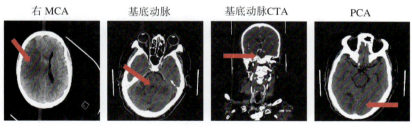

图11-3 卒中的CT成像

病因学诊断

表11-4 评估缺血性卒中的检查

诊断学检查	特异性检查	备注
常规实验室	全血细胞计数(CBC)	基线,血小板减少是溶栓治疗禁忌
	肾功能	
	国际标准化比值/凝血酶原时间(INR/PTT)	基线 凝血障碍是溶栓治疗禁忌

(续表)

诊断学检查	特异性检查	备注
超声心动图	经胸腔 经食管超声心动图 微气泡试验	评估左心室动脉瘤、赘生物、黏液瘤 如出现左心室心房附属器官凝血及房颤，可考虑TEE 右侧到左侧分流评估
心电图	动态心电图	评估阵发性房颤
超声检查	颈动脉多普勒	颈动脉栓塞的病因诊断

CBC＝全血细胞计数，INR＝国际标准化比值，PTT＝凝血酶原时间，CI＝禁忌证，TEE＝左心室超声心动图

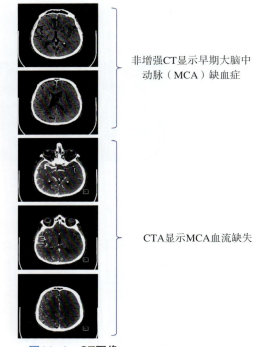

非增强CT显示早期大脑中动脉（MCA）缺血症

CTA显示MCA血流缺失

图11-4　CT图像

非增强CT和CTA成像显示早期缺血征的出现及相应的血流缺失。

管理

表11-5　缺血性卒中的治疗方法探讨

方法	治疗	备注	证据
血管再通术	溶栓治疗	指征 1. 症状出现后4.5 h 2. 大片神经功能缺损 3. 24 h内基底动脉血栓形成 禁忌证 1. 伴发ICH 2. 既往ICH 3. BP > 180 / 110 mmHg 4. 头部创伤 / 卒中 <3个月 5. 颅内病变（肿瘤，动脉瘤，AVM） 6. 活动性出血或凝血功能障碍 7. 创伤 / 手术时间< 3周 8. 半球缺血 >33% 剂量 －0.9 mg／kg 静脉注射1min 　推注10%，余下1 h完成	功能恢复↑12% ARR死亡率↓4% ICH风险↑5%
	动脉内治疗	表现 －大血管闭塞—近端血块 机械提取血块可能有额外获益	提示动脉内溶栓阴性结束 机械取栓尚未得到RCT评估
药物治疗	血流动力学	溶栓后: < 180 / 105 mmHg 无溶栓: <220 / 120 mmHg 药剂 1. β受体阻滞剂 2. 钙通道阻滞剂 3. 血管紧张素转化酶抑制剂 / 　血管紧张素Ⅱ受体拮抗剂 　（ACEI / ARB） 4. 血管扩张剂—肼屈嗪	级别2A 级别2A 级别1C 级别2B 级别1A 级别2B
	预防深静脉血栓	在缺血性卒中时预防 深静脉血栓: 伊诺肝素>皮下注射肝素	级别1A

(续表)

方法	治疗	备注	证据
	2级预防	抗血小板药物 乙酰水杨酸（ASA） +Dyprimadole >ASA单用 降脂 大剂量他汀	级别1A ↑死亡/卒中 级别1A ↓再发卒中
并发症	脑积水 癫痫发作 出血性转化	参考ICP增高治疗流程 大骨瓣减压术 参考癫痫持续状态治疗流程 建立连续脑电图 参考ICH治疗流程	恶性水肿死亡需 治数（NNT）3 癫痫发生率10% 综合风险增加1%~2% 在使用组织型纤溶 酶原激活剂后

ICH=脑出血，AVM=动静脉血管畸形，ARR=绝对危险度降低率，RCT=随机对照试验，ACEI=血管紧张素转化酶抑制剂，ARB=血管紧张素Ⅱ受体拮抗剂，DVT=深静脉血栓，SC=皮下注射，ASA=乙酰水杨酸，NNT=需治数，ICP=颅内压，EEG=脑电图，t-PA=组织型纤溶酶原激活剂

神经重症监护循证

表11-6　IST试验

题目	国际卒中试验（IST）：对19435名急性缺血性卒中患者使用阿司匹林，皮下注射肝素，合用或全无的一次随机试验。国际卒中试验合作小组。
内容小结	IST是一个大型，多中心的随机对照试验2×3析因试验，对19435名患者按以下3组进行使用ASA300 mg 与不用ASA对照：肝素12500 U每日2次，肝素5000 U每日2次以及安慰剂。分配在ASA组的患者在14天内缺血卒中复发率较低（2.8% vs.3.9%），出血性卒中也未有增加。分配在肝素组的患者同样也显示较低的缺血卒中复发率（2.9% vs. 3.8%），但是这一效果被增加的出血性卒中（1.2% vs. 0.4%）所抵消。

表11-7　tPA对急性缺血性卒中的作用

题目	组织型纤溶酶原激活剂治疗缺血性卒中。美国国家神经疾病和美国卒中研究所重组组织型纤溶酶原激活剂（rt-PA）卒中研究组
内容小结	NINDS是一组对624名患者进行的随机对照试验。总而言之，发病180 min内使用t-PA在3个月内良性终点事件有所提高（34% vs. 21%）；t-PA同时增加了致命性和非致命性脑出血的风险（7% vs. 1%）。根据ECASS Ⅲ试验，3 h机会窗口因此延长到4.5 h。该试验821名患者在3~4.5 h内使用了t-PA，其有效性得到了证实（52% vs. 45%，$p=0.04$）

表11-8　动脉内治疗对缺血性卒中的作用

题目	动脉内纤维蛋白溶解对急性缺血性卒中的效用：随机对照试验荟萃分析
内容小结	通过对395名患者的5组随机试验对照动脉内溶栓治疗+静脉注射肝素与单独使用静脉注射肝素。总结起来，动脉内溶栓治疗显示出与提高的良性终点事件相关（42% vs. 18%），但症状性脑出血的风险也同时增高（31% vs. 18%）。荟萃分析收入的大多数患者选自PROACT Ⅱ试验，该试验对180名大脑中动脉闭塞患者进行了随机对照，动脉内溶栓治疗增加了出现良性终点事件的可能性（40% vs. 25%）。据此，大血管闭塞（如大脑中动脉或基底动脉）的患者，或者对t-PA有禁忌证的患者，都可以合理地接受动脉内溶栓治疗

总结

- 缺血性卒中起因于脑实质某一特定血管区域脑氧供应不足。常见病因学包括血管性栓塞或心源性栓塞。
- 快速诊断要求重点放在神经系统体格检查，CT成像以及脑血管造影。
- 如果诊断及时，紧急采用动脉内溶栓开通闭塞的"罪犯"动脉，并通过控制危险因素及药物治疗防止再卒中。

建议阅读的文献

1. De Georgia M, Patel V. Critical care management in acut ischemic stroke. J Neurointerv Surg. 2011 Mar; 3(1):34-37.
2. Bernstein RA, Hemphill JC. Critical care of acute ischemic stroke. Curr Neurol Neurosci Rep. 2001 Nov;1(6):587-592.
3. Finley Caulfield A, Wijman CA. Critical care of acute ischemic stroke. Crit Care Clin. 2006 Oct;22(4):581-606.
4. Finley Caulfield A, Wijman CA. Management of acute ischemic stroke. Neurol Clin. 2008 May;26(2):345-371.
5. Lewandowski C, Barsan W. Treatment of acute ischemic stroke. Ann Emerg Med. 2001 Feb;37(2):202-216.
6. The International Stroke Trial (IST): a trandomized trial of aspirin, subcutaneous heparin, both, or neither among 19,435 patients with acute ischemic stroke. International Stroke Trial Colloborative Group. Lancet. 1997;349(9065):1569-1581.
7. Tissue plasminogen activator for acute ischemic stroke. The National Institute of Neurological Disorders and Stroke rt-PA Stroke Study Group. N Engl J Med. 1995;333(24):1581-1587.
8. Hacke W, Kaste M, Bluhmki E, et al. Thrombolysis with alteplaste 3 to 4.5 hours after acute ischemic stroke. N Engl J Med. 2008;359(13):1317-1329.
9. Lee M, Hong K-S, Saver JL. Efficacy of intra-arterial fibrinolysis for acute ischemic stroke: meta-analysis of randomized controlled trials. Stroke. 2010;41(5):932-937.
10. Furlan A, Higashimda R, Wechsler L, et al. Intra-arterial prourokinase for acute ischemic stroke. The PROACT II study: a randomized controlled trial. Prolyse in Acute Cerebral Thrombosembolism. JAMA. 1999;282(21):2003-2011.

第12章 癫痫持续状态

Mypinder S. Sekhon

癫痫持续状态：临床或脑电标准癫痫发作超过5 min或反复发作而且间歇期不能恢复正常的癫痫发作状态。

难治性癫痫持续状态：已经使用苯二氮䓬类药物和一种抗癫痫药物（AED），仍然出现的持续性临床或脑电标准癫痫发作。

病原学

表12-1 癫痫持续状态的病因学探讨

分类	特异性病因学
药物	AED药物不依从性 过量——水杨酸、拟交感神经药、异烟肼 戒断症状——酒精、苯二氮䓬类药物或其他镇定药 精神药品——特别是副交感神经抑制剂
感染性	脑膜炎/大脑炎——特别是单纯疱疹病毒（HSV） 颅内脓肿
代谢性	电解质紊乱——Na^+、Mg^{2+}、Ca^{2+} 肾衰竭/尿毒症、暴发性肝功能衰竭 低血糖
结构性	肿瘤占位、创伤性脑损伤、退行性神经系统疾病
卒中/血管性	缺血性卒中、脑出血、蛛网膜下腔出血、脑静脉窦血栓形成
其他	自身免疫性抗体、副肿瘤综合征抗体 心脏停搏后、高血压急症

病理生理学

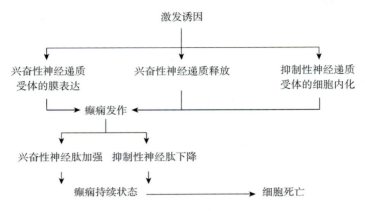

图12-1　癫痫持续状态的病理生理学

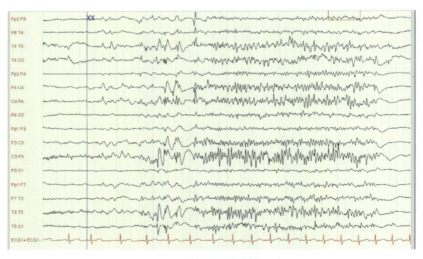

图12-2　TBI后癫痫持续状态的脑电图

TBI患者持续脑电监测显示的癫痫发作。这类患者的癫痫发病率可达20%～40%。

表12-2 建议诊断学检查

癫痫持续状态	
检查	CBC，电解质（包括 Mg^{2+}、Ca^{2+}、PO_4^{3-}）和血糖尿素/肌酐 + 肝功能 如有条件，AED血清浓度水平 毒理筛查——血清+尿
影像	增强或非增强头部CT + / - MRI
补充检查	连续EEG 腰椎穿刺——检查CSF： 1. 革兰染色剂、培养、病毒学（尤其HSV、PCR） 2. 生化 3. 细胞计数—分类 4. 除此以外的检查： ①性病研究实验室检测、隐球菌抗原检测、结核杆菌核酸检测、抗酸杆菌检测 ②寡克隆区带检测（多发性硬化症、莱姆病、自身免疫疾病、实质肿瘤或恶性淋巴肿瘤、格林-巴利综合征）
难治性癫痫持续状态	
影像	钆增强头部MRI。如果病因未知或病情出现变化，可考虑在5~7天内复查MRI
抗体介导脑炎（自身免疫vs.副肿瘤综合征）	血清浓度水平： 1. 抗NMDA受体，抗Yo/Ri抗体 2. VGKC抗体，anti-LGI1抗体 3. 抗Hu抗体，抗Ma2抗体，抗NMO抗体 4. Anti-CRMP5抗体，Anti-CASPR2抗体 5. Anti-AMPAR抗体，Anti-$GABA^B$抗体 恶性肿瘤评估： 1. 胸部、腹部、骨盆CT 2. 盆腔超声或睾丸超声 3. 支气管镜、内镜、结肠镜检查 4. 血清学肿瘤标志物检测
血管炎/自身免疫	抗核抗体（ANA），可提取核抗原抗体（ENA），补体水平

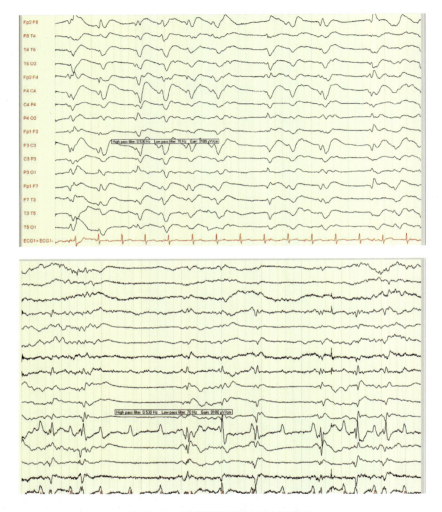

图12-3 癫痫亚临床发作的脑电图

亚临床型性癫痫被定义为缺乏癫痫症状的实际表现。在危重患者当中,绝大多数患者的癫痫发作是非惊厥性或亚临床性的,这使得EEG监测在诊断和评估时极其重要。

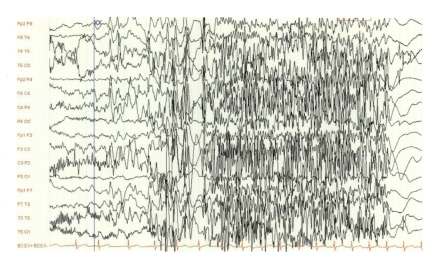

图12-4　EEG显示非惊厥性癫痫持续状态

癫痫发作不是局灶性的，全面性癫痫状态可见于各个波道。

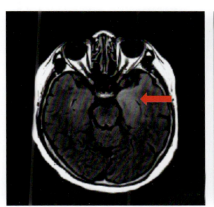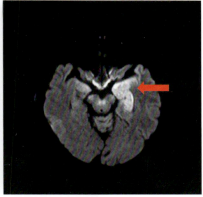

图12-5　边缘叶脑炎磁共振成像

副肿瘤综合征和自身免疫介导抗体的产生可引起颞叶选择性受累从而导致边缘性脑炎。

表12-3 抗体介导性癫痫持续状态

分类	抗体	关联关系	MRI结果
自身免疫	Anti-VGKC	自身免疫	边缘叶脑炎（LE）
	Anti-NMO	视神经脊髓炎	脑干脑炎(RE)，视神经

分类	抗体	恶性肿瘤部位	MRI结果
边缘叶脑炎	Anti-NMDA	卵巢	LE或正常
	Anti-Hu	肺，神经母细胞瘤	LE, RE, DE
	Anti-Ma2	睾丸，肺，乳腺	LE, RE, DE
	Anti-CASPR2	胸腺，子宫	LE
	Anti-CRMP5	肺，胸腺瘤	LE, CE, SE
	Anti-LGI1	肺，甲状腺，肾脏，胸腺	LE，正常
	Anti-GABA^B	肺	LE，正常
	Anti-AMPAR	肺，乳腺	LE
	Anti-Yo	卵巢，乳腺，子宫	CE
	Anti-Ri	卵巢，乳腺，神经母细胞瘤，肺	RE, CE

LE＝边缘叶脑炎， RE＝脑干脑炎，DE＝间脑炎，CE＝小脑炎，SE＝纹状体脑炎

处理

癫痫持续性状态：临床或脑电标准癫痫发作＞5 min或反复发作而且间歇期不能恢复正常的癫痫发作状态。

难治性癫痫持续状态：已经使用苯二氮䓬类药物或一种抗癫痫药物（AED），仍然出现的持续性临床或脑电标准癫痫发作。

保护呼吸道和抗癫痫药物治疗
评估潜在的病因

1级——癫痫持续状态

1. 劳拉西泮0.1 mg/kg 静脉注射，必要时再加3次，或咪达唑仑0.2 mg/kg静脉注射，必要时再加3次
2. 苯妥英钠20 mg/kg静脉负荷量，然后每隔8 h 5～7 mg/kg 静脉内给药

如果临床或脑电标准癫痫发作在1级治疗＞5 min后依然持续，可进入2级

（续表）

2级——难治性癫痫持续状态

1. 异丙酚 1~2 mg/kg 静脉推注,然后0~80 μg/（kg·min）静脉输液和/或泵注
2. 咪达唑仑 0.2 mg/kg 静脉推注,然后0.05~2 mg/（kg·h）静脉输液和/或泵注
3. 丙戊酸钠 20~30 mg/kg 静脉负荷,然后10 mg/（kg·d）,分作每日2~3次给药

考虑附加抗癫痫药物治疗:
1. 左乙拉西坦 500~1000 mg,每日2次
2. 托吡酯每日200~400 mg,渐增至每日 400~1600 mg
3. 普瑞巴林 50 mg,每日3次
4. 氯硝西泮 0.5~2 mg,每日2次
5. 拉科酰胺 200~400 mg静脉注射,每日1次

建立起持续EEG监测
如果临床或脑电标准癫痫发作持续,可进入3级

3级——替代疗法

1. 氯胺酮 1.5~3 mg/kg 静脉推注,然后 1~5 mg/（kg·h）静脉输液和/或泵注
2. 戊巴比妥 10 mg/kg 静脉负荷,然后 0.5~2 mg/（kg·h）静脉输液

保持持续EEG监测
24~48 h内维持静脉内抗癫痫药物治疗,借助EEG直到癫痫停止或暴发抑制
缓慢撤掉静脉内药物治疗

其他治疗:
低温治疗（温度35~36℃）
考虑手术切除 —— 如果能够确定单个脑电标准病灶
镁——4 h 20 mmol 静脉负荷,然后10~30 mmol/h输注。目标血清Mg^{2+}3.5 mmol/L
生酮饮食
电休克治疗

表12-4 抗癫痫药物及其不良作用

抗癫痫药物	器官系统	不良反应
苯妥英钠	肝	转氨酶升高
	皮肤	Steven Johnson综合征,牙龈肥大
	血液系统	巨幼细胞贫血
	内分泌	肾上腺皮质功能不全
左乙拉西坦	肝	轻度转氨酶升高

（续表）

抗癫痫药物	器官系统	不良反应
丙戊酸钠	肝 血液系统 皮肤	转氨酶升高，暴发性肝衰竭，高血氨 血小板减少 脱发症
苯巴比妥	心脏 皮肤 血液系统	静脉给药引发低血压 皮疹 大细胞性贫血，叶酸缺乏
卡马西平	血液系统 肾	血小板减少，白细胞减少，再生障碍性贫血 低钠血症－抗利尿激素分泌不当综合征（SIADH）
托吡酯	皮肤	皮疹
氯硝西泮	中枢神经系统	意识水平改变，镇静状态
拉科酰胺	中枢神经系统	镇静状态，震颤

总结

- 癫痫持续状态如不积极治疗可导致癫痫持续发作以及神经元损伤。
- 癫痫持续状态的诊断可使用EEG并对病因进行深入详尽的检查评估。
- 癫痫持续状态具有多种抗体介导因素，病因学上可能是自身免疫性或副肿瘤综合征性。
- 癫痫持续状态的处理包括诊治相关病征，根据持续EEG的指导，采用多种抗癫痫药物解除癫痫发作。

建议阅读的文献

1. Brophy GM, Bell R, Classen J, et al. Guidelines for the evaluation and management of status epilepticus. Neurocrit Care. 2012;17(1):3-23.
2. Rosetti A, Lowenstein RH. Management of refractory status epilepticus in adults: still more questions than answers. Lancet Neurol. 2011;10:922-930.
3. Fernandez A, Classen J. Refractory status epilepticus. Curr Opin Crit Care. 2011;18(2):127-135.
4. Chen JWY, Wasterlain C. Status epilepticus: pathophysiology and management in

adults. Lancet Neurol. 2006;5:246-256.
5. Kowalski RG, Ziai WC, Rees RN, et al. Third-line antiepileptic therapy and outcome in status epilepticus: The impact of vasopressor use and prolonged mechanical ventilation. Crit Care Med. 2012;40:2677-2688.

第13章 神经肌肉疾病

Mypinder S. Sekhon

神经—肌肉通路一处或多处功能障碍引起的无力。

病因学

表13-1 神经肌肉无力的解剖与病因

部位	病因学	
脑	血管性	缺血或出血性脑血管意外（CVA）
	恶性肿瘤	原发或转移性
	感染性	脑炎
	自身免疫/炎症	多发性硬化
		血管炎
脊髓	局灶性病变	创伤、出血、缺血
		恶性肿瘤
		感染
	弥漫性	横断性脊髓炎
		—病毒性（巨细胞病毒CMV、水痘带状疱疹病毒VZV、人类免疫缺陷病毒HIV）
		—多发性硬化
		—自身免疫
		—特发性
前角	急性	脊髓灰质炎
	慢性	脊髓灰质炎后
		肌萎缩性侧索硬化（ALS）
外周神经	脱髓鞘病变	急性—格林-巴利综合征（GBS）
		亚急性—见表13-2
		慢性—见表13-2
	轴索性	急性—血管炎、卟啉病
		亚急性—见表13-2
		慢性—见表13-2
神经肌肉接头	抗体介导性	重症肌无力

（续表）

部位	病因学	
肌肉	感染性	Lambert-Eaton肌无力综合征
		肉毒杆菌中毒
	遗传性	Duchenne型肌营养不良症
		贝克肌肉萎缩症
		肢带型肌营养不良症
		强直性肌营养不良症
	炎症	皮肌炎、多发性肌炎
		包涵体肌炎
	内分泌	库欣综合征、甲状腺功能减退
	毒性/药物	皮质激素类、他汀类、贝特类、秋水仙碱、可卡因类、抗疟药类

表13-2　外周神经病变

脱髓鞘病变		轴突	
急性	格林-巴利综合征	急性	卟啉病，血管炎
亚急性	紫杉酚	亚急性	药物：顺铂、长春新碱、异烟肼
	CIDP		酒精
			维生素B_{12}缺乏症
慢性	内分泌：DM、甲状腺功能减退	慢性	DM
	肿瘤：副肿瘤综合征性、骨髓瘤、Waldenstrom巨球蛋白血症		尿毒症
	危重病性多发性神经病		毒性：铅、砷
			感染：莱姆病、HIV
			肿瘤：副肿瘤综合征性、骨髓瘤、Waldenstrom巨球蛋白血症

CIDP＝慢性炎症性脱髓鞘性多发性神经病变，DM＝糖尿病，INH＝异烟肼，HIV＝人类免疫缺陷病毒

（改编自 Pocket Medicine, 3rd edition, 2008, Lippincott Williams and Wilkins）

表13-3　神经肌肉接点功能障碍

重症肌无力 vs. Lambert-Eaton肌无力综合征		
特性	重症肌无力	Lambert-Eaton肌无力综合征
临床	易疲劳	重复用力出现反常肌力增强
病理生理学	抗突触后膜乙酰胆碱受体抗体	抗突触前膜Ca^{2+}通道受体抗体
合并症	胸腺瘤	小细胞肺癌
诊断	临床：易疲劳 抗体：抗乙酸胆碱受体抗体（anti-AchR） 肌肉骨骼受体酪氨酸激酶抗体（anti-Musk） 肌电图（EMG）：刺激使肌力减弱	临床：重复用力出现反常肌力增强 抗体：电压门控性钙通道抗体(anti-VGCC) 肌电图：刺激使肌力增强
治疗	参见表13-5	治疗潜在疾病免疫调节治疗

EMG＝肌电图，Ab＝抗体

表13-4　神经肌肉疾病病因学临床鉴别

临床特性	上运动神经元	下运动神经元	神经肌肉接头	肌病
分布	区域性	远端	近端，对称	近端，对称
萎缩	无	严重	无	轻度
肌束震颤	无	常见	无	无
张力	增强	下降	正常	正常
反射	反射亢进	下降/消失	正常	正常
跖反射	出现	无	无	无
感觉	如病灶在以下部位即受损伤： —感觉皮质 —脊髓丘脑束 —后索	脱髓鞘周围神经病的手套袜子样（感觉）分布（如GBS等）	正常	正常

（改编自 *Pocket Medicine*, 3rd edition, 2008, Lippincott Williams & Wilkins.）

诊断

表13-5　重症肌无力和格林-巴利综合征的治疗原则

疾病种类	治疗
格林-巴利综合征	治疗诱因 抗体隔离/去除 1. 血浆置换 2. 静脉注射免疫球蛋白 机械通气治疗 1. 指征：VC<20 mL/kg最大吸气压力（MIP）<30 cmH$_2$O，最大呼气压力（MEP）<40 cmH$_2$O，渐进性或失代偿性高碳酸血症呼吸衰竭，因严重吞咽障碍造成无保护气道/吸入的高危病情。 2. 每日对是否插管进行全面评估，避免危急状况。自主神经功能不稳——心脏监护和支持护理。
重症肌无力	治疗诱因 切除胸腺瘤或胸腺（对85%的症状有效）避免使用可能触发重症肌无力危象的药物 如用溴吡斯的明，区别是胆碱能过量还是重症肌无力危象 考虑使用乙酰胆碱酯酶抑制剂-溴吡斯的明免疫调节 1. 高剂量皮质类固醇-监护以防止出现间歇性恶化 2. 硫唑嘌呤或环磷酰胺 抗体隔离/去除 1. 血浆置换 2. 静脉注射免疫球蛋白 机械通气治疗 1. 指标：肺活量(VC)<20 mL/kg，最大吸气压力(MIP)<30 cmH$_2$O，最大呼气压力(MEP)<40 cmH$_2$O，渐进性或失代偿性高碳酸血症呼吸衰竭，因严重吞咽障碍造成无保护气道/吸入的高危病情。 2. 每日对是否插管进行全面检查，避免危急状况。

IVIG＝静脉注射免疫球蛋白，VC＝肺活量

治疗

表13-6　格林-巴利综合征治疗中血浆置换 vs. 静脉注射免疫球蛋白的作用

问题	格林-巴利综合征的针对性治疗
内容小结	对患有格林-巴利综合征的患者,静脉注射免疫球蛋白（IVIG）与血浆置换表现出同样有效性。然而,联用IVIG和血浆置换未显示获益。

总结

- ICU患者发生的神经肌肉功能障碍病因可出现在任何部位，从神经中枢系统神经元部位，到外周神经，神经肌肉接头再到肌终板。
- 临床检查和肌电图是辨明神经肌肉疾病相关病因的关键。
- 治理策略对各种不同病因的神经肌肉障碍是相对独特的，因而对相关病因的诊断是迫切的。
- 重症肌无力和格林-巴利综合征是两种具有明显病因学特性的神经肌肉疾病，各有独具的治疗策略。这两种疾病在重症监护室中比较常见。

建议阅读的文献

1. Sakaguchi H, Yamashita S, Hirano T. Myasthenic crisis patients who require intensive care unit management. Muscle Nerve. 2012 Sep;46(3):440-442.
2. Lacomis D. Myasthenic crisis. Neurocrit Care. 2005;3(3):189-194.
3. Juel VC. Myasthenic gravis: management of myasthenic crisis and perioperative care. Semin Neurol. 2004 Mar;24(1):75-81.
4. Hughes RA, Pritchard J, Hadden RD. Pharmacological treatment other than corticosteroids, intravenous immunoglobulin and plasma exchange for Guillain-Barre syndrome. Cochrane Database Syst Rev. 2013 Feb 28;2:CD008630.
5. McDaneld LM, Fields JD, Bourdette DN, et al. Immunomodulatory therapies in neurologic critical care. Neurocrit Care. 2010 Feb;12(1):132-143.
6. Green DM. Weakness in the ICU: Guillain-Barre syndrome, myasthenic gravis, and critical illness polyneuropathy/myopathy. Neurologist. 2005 Nov;11(6):338-347.

7. Marinelli WA, Leatherman JW. Neuromuscular disorders in the intensive care unit. Crit Care Clin. 2002 Oct;18(4):915-929.
8. Dhand UK. Clinical approach to the weak patient in the intensive care unit. Respir Care. 2006 Sep;51(9):1024-40; discussion 1040-1041.
9. Van de Meche FG, Schmitz PI. A randomized trial comparing intravenious immune globulin and plasma exchange in Guillain-Barre syndrome. Dutch Gullain-Barre Study Group. N Engl J Med. 1992;326(17):1123-1129.
10. Patwa HS, Chaudhry V, Katzberg H, et al. Evidence-based guideline: intravenous immunoglobulin in the treatment of neuromuscular disorders: report of the Therapeutics and Technology Assessment Subcommittee of the American Academy of Neurology. 2012;78(13):1009-1015.
11. Radnomised trial of plasma exchange, intravenous immunoglobulin, and combined treatments in Guillain-Barre syndrome. Plasma Exchange/Sandoglobulin Guillain-Barre Syndrome Trial Group. Lancet. 1997;349(9047):225-230.

第14章 缺氧缺血性脑损伤

Mypinder S. Sekhon　　Donald E. Griesdale

脑组织的缺血性损伤继发于因VT／VF或PEA引发心搏骤停而造成的广泛脑氧供应减少。

病因学

表14-1　心脏停搏的病因学

分类	特定病因学		
VT	单形	心脏结构正常	RVOT 特发性VT
		心脏结构异常	既往CAD/瘢痕组织心肌病，HOCM
	多形	扩张性心肌病 缺血性心肌病 QT间期延长 Brugada综合征	ARVD
VF	通常是由于室性心动过速造成的心律退行性改变		
无脉性电活动	缺氧 低体温 低血糖 高血钾 低血容量 H^+－酸中毒		血栓形成-PE／MI 张力性气胸 创伤 毒素 心包填塞

RVOT=右室流出道室性心动过速，VT=室性心动过速，CAD=冠状动脉疾病，ARVD=致心律失常性右心室发育不良，PE=肺栓塞，MI=心肌梗死，HOCM=肥厚型梗阻性心肌病，VF=心室颤动

诊断

表14-2　意识状态改变

状态	知觉反应	唤醒反应	睡／醒周期	运动反应
持续性植物状态	无	有	有	无目的
最低意识状态	无	有	有	偶有目的
无动性缄默状态	无	有	有	无
闭锁综合征	有	有	有	垂直眼动
昏迷	无	无	无	无目的
脑死亡	无	无	无	无

（改编自 Crit Care Med, 2006; 31:31-42）

大脑是一个代谢极其活跃的器官，其正常功能运作需要耗用心输出量的20%以上。当心搏骤停时，脑血流中断后，神经元缺血在数分钟内即可导致永久性脑梗死。灰质以及脑深部结构如基底节尤其易于受到缺血引起的损伤。

死亡的神经系统测定

前提条件
1. 潜在不可逆转脑损伤状态的诊断
2. 排除混杂因素
①中枢神经系统抑制药物
②低体温（中心温度<35℃）
③代谢/心肺/内分泌障碍

临床检查	
临床结果	状态
脑干反射	
①瞳孔	瞳孔中等或散大，固定，光刺激两侧无反应
②角膜	对棉签刺激角膜无反应
③呕吐	下咽后壁无反应
④咳嗽	气管吸引无反应
⑤眼-头	虹膜固定中部，颈部轴向转动
⑥前庭动眼反射	虹膜固定中部，两侧外耳道冷刺激
运动检查	对伤害刺激无反应（不包括脊髓反射）

	呼吸暂停试验
呼吸暂停试验	**条件**
	1. 患者预吸100%氧FiO_2 5 min
	2. 监测动脉血气以维持正常pH值以及初期pCO_2
	3. 停止呼吸机，保持100% FiO_2，封闭气道系统，持续气道正压通气（CPAP）保持8~10 cmH_2O
	4. 观察患者呼吸迹象
	5. 如观察不到呼吸，重复动脉血气，确认pCO_2升高 > 20 mmHg，pH < 9.30

如果所用条件未满足：
要进行补充检测：
1. 四血管造影
2. 脑闪烁扫描术

如果所用条件已满足：
脑死亡

图14-1 临床脑死亡的诊断途径

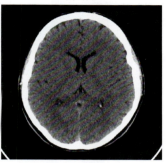

缺氧性脑损伤　　　　　　　　正常头颅CT

（1）灰—白质区分消失　　　（1）灰—白质区分存在
（2）基底节显影模糊　　　　（2）基底节完好
（3）脑沟压缩表明脑水肿　　（3）脑沟清晰

图14-2　CT成像显示正常脑 vs. 缺氧缺血性脑损伤

CT图像显示的缺氧脑损伤证据包括灰—白质区分消失，基底节完全消失，这是由于这些部位氧需要量大并且代谢活跃，因此尤其易受缺氧损伤。脑沟消失表明缺氧后脑水肿扩散。

治疗

表14-3　缺氧—缺血性脑损伤的处理探讨

方式	干预
评估和治疗相关病因	VT / VF 1. 心电图 2. 冠状动脉造影 3. 电生理分析 4. MRI（针对ARVD） 针对VT / VF后 可用ICD
低体温	适应证 1. VT / VF引发心脏骤停 2. 10 min＜时间＜60 min 3. GCS＜10 4. 血流动力学稳定 5. 年龄＞18岁

（续表）

方式	干预
	禁忌证 1. 凝血功能障碍（血小板<30×10^9/L,国际标准化比值>2.5） 2. 复发性室性心动过速/心室纤颤,或不稳定性心律失常 3. 难治性休克/虽使用血管升压类药物+液体仍然出现低血压 4. 活动性出血（尤其是颅内出血） 低体温治疗 1. 镇静剂和机械通气治疗 2. 体温目标：35～36℃ × 72 h。严密防止高体温 3. 当需要时可用神经肌肉阻断剂以避免颤抖 4. 使用血管加压药以使MAP目标保持70～80 mmHg 低体温并发症 1. 心律失常—复发性室性心动过速,缓慢性心律失常，QT间期延长 2. 电解质紊乱（低钾血症） 3. 出血风险 4. 感染 5. 血糖紊乱，肠梗阻
并发症	癫痫持续状态—实施癫痫持续状态治疗标准流程 脑水肿—实施TBI高ICP治疗标准流程

VT＝室性心动过速，VF＝心室颤动，ARVD＝致心律失常性右心室发育不良，ICD＝埋藏式心脏复律除颤器，MRI＝磁共振成像，ROSC＝自主循环恢复，MAP＝平均动脉压，ICP＝颅内压

预后

排除混杂因素

　　1. 中枢神经系统抑制药物。

　　2. 低体温（中心体温<35℃）。

　　3. 代谢/心肺/内分泌障碍。

表14-4 缺氧性缺血脑损伤的神经功能预后—低体温vs.正常体温

低体温			正常体温		
天数	预后指标	结果	天数	预后指标	结果
1	肌阵挛癫痫持续状态	差	1	肌阵挛癫痫持续状态	差
1~3	NSE > 33 ng/mL	不明	1~3	NSE > 33 μmol/L	差
1~3	SSEP无N_2O	差	1~3	SSEP无N_2O	差
3	无运动功能或去大脑僵直	不明	3	无运动功能或去大脑僵直	差
3	无瞳孔/角膜反射	差	3	无瞳孔/角膜反射	差

SSEP=体感诱发电位，NSE=神经元特异性烯醇化酶

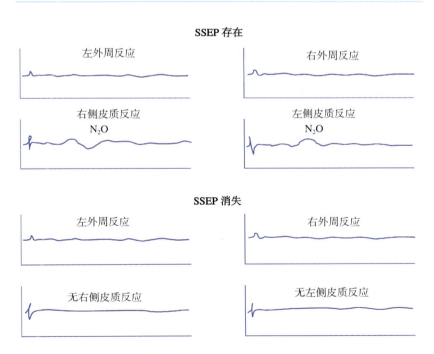

图14-3 N_2O存在和消失比较

N_2O反应的消失预示了心搏骤停后患者神经功能的不良预后。

表14-5 体感诱发电位

概要	体感诱发电位起源于对外周神经的刺激（心搏骤停后患者最常用正中神经）。电脉冲从初级感受器的外周神经，脊髓后索，脑干，丘脑皮质投射传至主要躯体感觉皮层，最后传至皮质。N_2O反应的延迟可用在预测心脏骤停
用法	将电极置于正中神经上方，接收电极置于头皮。一股电脉冲在正中神经开启刺激,电脉冲传导的延迟即在头/躯体感觉皮质得到测定
结果解释	双侧N_2O无反应预示了缺氧性缺血脑损伤的预后不良。SSEP反应的异常可能是继发于外周神经、神经丛、脊髓、脑干、丘脑或皮层受到的损伤
误区	由于昏迷并发代谢或感染因素可导致预后结果存有潜在的不可靠性

神经重症监护循证

表14-6 低体温在缺氧性脑损伤的作用

问题	低体温在心脏骤停缺氧性脑损伤后的运用
内容小结	先前在2组对由于无灌注室性心律失常造成院外心搏骤停的试验中，显示出神经功能结果有提高。但是，这些试验受到批评，部分原因是对照组允许高体温状态。近期一次试验对950名因院外心搏骤停而昏迷的患者随机进行体温33℃ vs. 36℃的治疗。神经功能结果不良的患者比例在180天时未显示差异。该试验的一个重要结果是拟定了终止维持生命治疗的标准流程

总结

- 缺氧性脑损伤是全面脑氧输送不足的结果，导致弥漫性脑缺血和梗死。
- 缺氧性脑损伤的诊断需包括详尽病史和临床检查。影像检测可支持诊断，但单独使用对诊断或预后是不够的。
- 缺氧性脑损伤的治疗可包括低温疗法（如果是VT／VF），以及足够的脑氧供应来帮助支持受损脑组织。

- 评估预后要求采用如体感诱发电位和生物标记等辅助检测手段进行准确的临床检查。
- 宣告脑死亡是一个复杂的过程，要求经过详尽的临床检查、呼吸暂停试验以及相关的补充病史。在临床检查结果模糊的情况下，可以进行辅助影像检测。

建议阅读的文献

1. The Hypothermia after Cardiac Arrest Study Group. Mild therapeutic hypothermia to improve the neurologic outcome after cardiac arrest. N Engl J Med. 2002;346:549-556.
2. Young BG. Neurologic prognosis after cardiac arrest. NEJM. 2009;361(6):605-611.
3. Fugate JE, Wijdicks E, Mandrekar J, et al. Predicators of neurological outcome in hypothermia after cardiac arrest. Ann Neurol. 2010;68:907-914.
4. Wijdicks E, Hijdra A, Young BG, et al. Practice parameter: Prediction of outcome in comatose survivors after cardiopulmonary resuscitation (an evidence-based review): Report of the Quality Standards Subcommittee of the American Association of Neurology. Neurology. 2006;76:203-210.
5. Shemie SD, Baker AJ, Knoll G, et al. National recommendations for donation after cardiocirculatory death in Canada: Donation after cardiocirculatory death in Canada. CMAJ. 2006 Oct 10;175(8):S1.
6. Bernard SA, Gray TW, Buist MD, et al. Treatment of comatose survivors of out-of-hospital cardiac arrest with induced hypothermia. N Engl J Med. 2002;346(8):557-563.
7. Nielsen N, Wetterslev J, Cronberg T, et al. Targeted temperature management at 33°C versus 36°C after cardiac arrest. N Engl J Med. 2013;369(23):2197-2206.

第15章 中枢神经系统感染

Indeep S. Sekhon   Mypinder S. Sekhon

脑膜炎是脑膜和蛛网膜下腔受微生物感染而产生的。

脑炎是脑实质受微生物感染，造成的脑皮质和/或皮质下功能损伤。

病因学与诊断

表15-1 细菌性脑膜炎病因学

细菌	发病率（%）	危险因素
肺炎链球菌（S. pneumoniae）	30~60	播散性肺炎链球菌，上呼吸道感染
脑膜炎奈瑟菌（N. meningitidis）	10~35	青年人群，亲密接触，补体缺陷
流感嗜血杆菌（H. influenzae）	<5	先发于上呼吸道感染
单核细胞增生李斯特菌（L. monocytogenes）	5~10	免疫受损，老年人群，酗酒者，血色素沉着症
金黄色葡萄球菌（S. aureus）	5	近期神经外科手术/脑创伤
革兰阴性菌（Gram-negative）	0~1	院内感染，合并胃肠道蠕虫感染

表15–2 无菌性脑膜炎病因学

分类	病原	脑脊液分析
感染	病毒性 1. 肠道病毒 2. HSV 3. 其他—HIV、LCMV、腮腺炎	淋巴细胞为主 例外 1. 初期肠道病毒＝PMNs 2. LCMV＝occ.低糖并白细胞计数>1000
	细菌 1. 部分受过治疗的细菌性脑膜炎 2. 分枝杆菌—TB 3. 螺旋菌，密螺旋体，疏螺旋体	淋巴细胞为主 早期TB—PMN高，低糖 晚期TB—淋巴细胞增多
	真菌 1. 隐球菌病 2. 球孢子菌病 3. 蜱传疾病 4. 立克次体病 5. 埃里希体病	隐球菌＝单核细胞为主，低糖 球孢子菌＝嗜酸粒细胞增多 淋巴细胞为主
药物	磺胺类药，非甾体类抗炎药，异烟肼，IVIG，抗惊厥药	轻微中性粒细胞为主
恶性肿瘤	软脑膜扩散 1. 颅内肿瘤 2. 癌性脑膜炎 3. 淋巴瘤	淋巴细胞为主 霍杰金淋巴瘤 嗜酸粒细胞增多
炎症	Behçet病 系统性红斑狼疮 结节病	淋巴细胞为主

HSV＝疱疹病毒，HIV＝人类免疫缺陷病毒，LCMV＝淋巴细胞性脉络丛脑膜炎病毒，TB＝肺结核，PMN＝多形核中性白细胞，WBC＝白细胞计数，NSAID＝非甾体类抗炎药，IVIG＝静脉注射用人免疫球蛋白

表15–3 脑炎病因学

分类		微生物学特性	MRI 成像模式
感染	病毒	肠道病毒 疱疹病毒 虫媒病毒 其他——HIV、狂犬病毒	非特异性 LE 丘脑、BG、LE 非特异性

(续表)

分类		微生物学特性	MRI成像模式
	细菌	李斯特菌	RE
		结核分枝杆菌	RE

分类		抗体	关联	MRI成像模式
抗体介导	副肿瘤综合征	抗-NMDA	卵巢畸胎瘤	LE或正常
		抗-Hu	肺、神经母细胞瘤	LE、RE、DE
		抗-Ma2	睾丸、肺、乳腺	LE、RE、DE
		抗-CASPR2	胸腺、子宫	LE
		抗-CRMP5	肺、胸腺	LE、CE、SE
		抗-LGI1	肺、甲状腺、肾、胸腺	LE、正常
		抗-GABA$_B$	肺	LE、正常
		抗-AMPAR	肺、乳腺	LE
		抗-Yo	卵巢、乳腺、子宫	CE
		抗-Ri	卵巢、乳腺、肺	RE、CE
	自身免疫	抗-VGKC	自身免疫	LE
		抗-NMO	视神经脊髓炎	RE、视神经

LE=边缘系脑炎，RE=脑干脑炎，DE=间脑炎，CE=小脑炎，SE=纹状体脑炎，BG=基底节，NMO=视神经脊髓炎，VGKC=电压门控性钾通道

并发症

表15-4 脑膜炎并发症

并发症	治疗
脑水肿	治疗相应病因 应用创伤性脑损伤高ICP治疗流程
癫痫持续状态	治疗相应病因 参考应用癫痫持续状态治疗标准流程
颅内出血	治疗相应病因 参考应用颅内出血治疗标准程序
脑静脉血栓形成	需要明确的影像学诊断（CT或MR静脉造影） 治疗=抗凝疗法—静脉注射UFH（未分级肝素）
缺血性卒中	排除缺血性卒中的其他因素 支持治疗
硬膜下积脓	广谱抗生素 外科手术引流
颅内脓肿	广谱抗生素 如>2.5 cm，需进行外科手术引流

ICP=颅内压，CT=计算机成像，MR=核磁共振，UFH=未分级肝素

表15-5 细菌性脓肿

流行病学	发病率1:10000（发达国家住院患者）	
风险因素	从邻近感染源连续蔓延 男性 免疫系统受损 近期神经外科手术或开放性颅骨损伤	
微生物学	免疫活性宿主	60%的病情属多种微生物。微生物取决于感染蔓延点的源头 口腔／上呼吸系统：来源：链球菌、梭杆菌、普氏菌、类杆菌、（而非脆弱类杆菌） 鼻窦：金黄色葡萄球菌、肠杆菌 耳：假单胞菌、金黄色葡萄球菌、链球菌 手术后：金黄色葡萄球菌、革兰阴性杆菌
	免疫受损宿主	细菌性：上述所有种类，单核细胞增生李斯特菌 真菌性：组织胞质菌、芽生菌、球霉菌、隐球菌、曲霉菌、诺卡菌
发病机制	50%的病例发生于邻近感染源直接蔓延。颅内感染蔓延起自邻近的骨感染，颅骨异静脉或淋巴系统受到细菌侵袭 最常见部位： 1. 鼻窦—额叶、颞叶 2. 中耳炎—颞叶／小脑 3. 牙脓肿—额叶 4. 深部组织感染—额叶 5. 乳突炎—颞叶／小脑 血源性播散—最为常见的是心内膜炎或血管内感染，占脑脓肿病例的25% 脑膜炎极少引起脑脓肿。 不常见关联疾病：遗传性出血性毛细血管扩张症（Osler Weber Rendu综合征），克雷伯氏菌感染脑脓肿并发肝脓肿，发绀型心脏病 脑脓肿的形成阶段： 1. 第1～3天：直接由细菌感染／接种疫苗的脑炎 2. 第4～9天：脑炎扩散，不死中心形成 3. 第10～14天：血管化英膜形成。CT成像显示环形强化病灶	

(续表)

诊断	临床：头痛，意识水平改变，癫痫发作，局灶性神经功能缺损，脑膜炎症状 生物学特性：血液，CSF和相邻感染部位组织培养（如有可能） 成像：平扫或增强CT。如果CT影像未能提供足够详尽的组织细节，可考虑采用MRI平扫及血管造影 在没有禁忌证时应进行腰椎穿刺
影像	增强CT。恶性肿瘤显示较难区分，因为CT增强使得许多病灶呈环形强化。脑脓肿显示出较为"光滑"的边缘，这与恶性肿瘤的不规则边缘正好相反 增强MRI。优点包括更高的敏感度，并且能够探测出相邻的伴脓肿的脑炎，出现多发性脓肿 表明血源性感染源的可能性
治疗	评估原发性感染部位。如发现确认则应立即控制感染源 药物：早期治疗应着重于革兰阳性菌（金黄色葡萄球菌和链球菌），革兰阴性菌以及厌氧菌。如果组织培养未能发现责任致病源，针对革兰阳/阴性菌和上呼吸道厌氧菌继续使用经验性抗菌药物 治疗的重新评估：每两周头颅CT以评估抗菌药物的有效性 Abx可通过血脑屏障药物：头孢曲松/美罗培南/甲硝唑/青霉素G 外科手术：如脓肿> 2.5 cm：立体定向穿刺/引流或切除

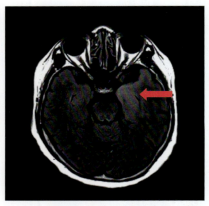

图15-1　MRI成像显示单纯疱疹病毒边缘系脑炎

颞叶出血典型地随着脑实质单纯疱疹病毒感染而发生。

治疗

表15–6　脑膜炎的抗菌/抗病毒药物治疗

分类	疾病	治疗
病毒性	HSV / VZV	阿昔洛韦10 mg/kg 每8 h静脉注射
	CMV	更昔洛韦+膦甲酸
	HHV-6	更昔洛韦或膦甲酸
	HIV	ARVs
	虫媒病毒	2α干扰素
	麻疹病毒	利巴韦林
	其他	支持性
细菌	社区获得性感染	治疗方案 1. 头孢曲松+万古霉素 2. 美罗培南+万古霉素（β-内酰胺类抗生素过敏） 肾上腺皮质激素 　地塞米松——在使用抗生素治疗链球菌性肺炎之前用或同时用以及格拉斯哥昏迷量表(GCS) 8-11 预防——脑膜炎奈瑟球菌 1. 环丙沙星500 mg × 1 2. 利福平600 mg 每日2次 × 2日 3. 头孢曲松250 mg肌内注射 隔离——飞沫防护措施 × 24 h
	医院内获得性感染	治疗方案 1. 美罗培南+万古霉素 2. 头孢他啶+万古霉素
	免疫系统受损伤	治疗方案 头孢曲松+万古霉素 +氨苄西林 TB-四联疗法+地塞米松
真菌性	隐球菌	诱导治疗：两性霉素 + 氟胞嘧啶×2周 巩固治疗：高剂量氟康唑×4周 维持/预防：氟康唑×10周 治疗性腰椎穿刺 1. 如果压力超过40 cmH$_2$O，减小开口50% 2. 如果初始小于40 cmH$_2$O，减小开口压力低于20 cmH$_2$O

HSV＝单纯疱疹病毒，CMV＝巨细胞病毒，HHV＝人类疱疹病毒，HIV＝人类免疫缺陷病毒，ARV＝抗反转录病毒，VZV＝水痘-带状疱疹病毒

表15-7 院内感染脑室炎的诊断和管理

分类	详述
风险因素	1. 病房内脑室外引流（EVD） 2. EVD 持续时间 > 5~7天 3. 出血性CSF 4. 经常性CSF常规取样 5. CSF取样无菌操作
致病源	革兰阳性菌—75% 1. 表皮葡萄球菌 2. 金黄色葡萄球菌 革兰阴性菌—25% 1. 大肠杆菌 2. 肠杆菌 3. 假单孢杆菌 4. 克雷伯菌 5. 不动杆菌
诊断	1. CSF病原培养 2. 患者具至少有以下一种体征： ① 发热（>38℃） ② 神志改变 ③ 头痛 ④ 颈部僵硬 ⑤ 脑膜炎体征 ⑥ 脑神经麻痹 以及以下一种： ① 脑脊液白细胞计数增多，蛋白增高，糖低 ② 革兰染色阳性培养 ③ 血液培养微生物 ④ 脑脊液，血液，尿抗原呈病原阳性
治疗	抗菌疗法 1. 美罗培南（2 g静脉注射，每8 h 1次）＋万古霉素 2. 头孢他啶＋万古霉素 考虑撤掉／置换EVD 鞘内注射抗生素（万古霉素和氨基糖苷类抗生素） 疗程应根据各个病例具体决定 最短为期10~14 d

神经重症监护循证

表15-8　类固醇对脑膜炎的作用

问题	类固醇对细菌性脑膜炎作为辅助治疗的作用
内容小结	在这组对301名患急性细菌性脑膜炎患者的试验中，随机对照了地塞米松辅助治疗（使用抗生素之前采用10 mg 静脉注射，随后每6 h 1次，总共4天）和安慰剂。接受地塞米松治疗的患者不良结果的风险有所降低（RR 0.59，95% CI 0.37到0.94，$p=0.03$）。这一风险降低的情况在链球菌、肺炎继发脑膜炎的亚组患者中可见。同时这些疗效只有在患者使用抗生素前使用地塞米松方可出现

总结

- 中枢神经系统感染可导致极其严重的长期神经后遗症。
- 迅速的诊断和抗生素治疗对改善预后至关重要。如果可能，须采取影像检测和腰椎穿刺对脑脊液进行分析。
- CNS感染的并发症很常见，可能需要外科手术治疗以及先进的重症监护管理。
- 脑脓肿是一种源自多种微生物的病症，可危及生命。增强影像和抽吸技术必须在诊断中采用。治疗包括抗生素以及对危重病例进行外科引流。

建议阅读的文献

1. Beckman JD, Tyler K. Neurointensive care of patients with acute CNS infections. Neurotherapeutics. 2011;1:1-15.
2. Schut E, Lucas MJ, Brouwer MC, et al. Cerebral infarction in aduts with bacterial meningitis. Neurocrit Care. 2011;3:943-950.
3. Ziai WC, Lewin JJ 3rd. Update in the diagnosis and management of central nervous sysem infections. Neurol Clin. 2008 May; 26(2):427-468.
4. Beer R, Lackner P, Pfausler B, et al. Nosocomial ventriculitis and mengingitis in neurocritical care patients. J Neurol. 2008 Nov; 255(11):1617-1624.
5. Beer R, Pfausler B, Schmutzhard E. Infectious intracranial complications in the neuro-ICU patient population. Curr Opin Crit Care. 2010 Apr; 16(2):117-122.
6. De Gans J, van de Beek D. Dexamethasone in adults with bacterial meningitis. N Engl J Med. 2002; 347(20):1549-1556.

第16章 脑内静脉窦血栓形成

Indeep S. Sekhon　Mypinder S. Sekhon

定义：脑静脉血管血栓形成导致血块形成。

流行病学：3:1女性比例；60%～75%的患者功能恢复结果良好。

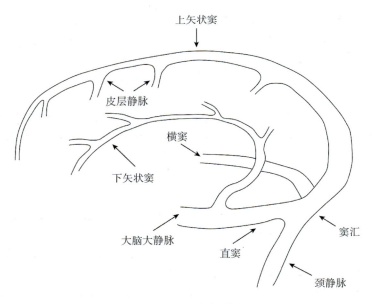

图16-1　脑内静脉窦解剖

皮层静脉流入上、下矢状窦静脉。横窦与乙状窦为额叶，顶叶，枕叶和颞叶下部提供静脉引流。大脑大静脉为脑深部结构引流，并在与下矢状窦静脉连接处形成直窦。最终，全部静脉窦在窦汇交汇，流入颈内静脉。

表16-1　脑静脉窦血栓形成引起的高凝状态病因学

分类	病因学	临床诊断经验
先天性	莱顿第五因子	伴随吸烟-风险较高
	凝血酶原基因	G20210A突变引起凝血酶原水平提高
	蛋白C或S缺乏	无法测试是血凝抑或抗凝
	抗凝血酶Ⅲ（ATⅢ）缺乏	无法测试是血凝抑或抗凝
	抗磷脂综合征	与系统性红斑狼疮（SLE）有关
后天性	恶性肿瘤	恶性上皮肿瘤—风险最高
	内分泌 1. 怀孕 2. 雌激素口服避孕药 3. 雌激素激素替代疗法	产后—风险最高，1∶10000次生产 如果同时吸烟则风险更高
	肾病综合征	由于肾功能缺失导致的ATⅢ、蛋白C/S缺乏引起血液高凝状态
	血小板疾病-肝素诱发血小板减少症（HIT）	孤立性的血栓形成较少见
	创伤	通常血块在局部损伤处相邻窦发生
	感染	脑膜炎或脑炎
	阵发性睡眠性血红蛋白尿	并发肠系膜静脉血块 相关的血细胞减少和白血病转化

表16-2　脑静脉窦血栓形成以及潜在血栓形成倾向的诊断步骤

	检查	具体诊断
影像	头部CT	多处出血弥漫性分布于脑叶 局灶性脑水肿—单静脉窦引流区 在窦汇处有高密度的血栓征象
	CT静脉造影	敏感性~90%，特异性~95%
	MR静脉造影	敏感性>95%，特异性>95%
	静脉造影	检查的金标准，但有2%并发症率
血栓形成倾向	莱顿第五因子	聚合酶链反应（PCR）测试
	凝血酶原基因	聚合酶链反应（PCR）测试
	抗磷脂抗体	狼疮抗凝物质，抗心磷脂抗体，抗β_2微球蛋白抗体

（续表）

检查	具体诊断
蛋白C/S缺乏	经过功能试验测定蛋白C/S缺乏，因而在急性血栓或系统性抗凝的情况下并不准确。
ATⅢ缺乏	经过功能试验测定抗凝血酶Ⅲ缺乏，因而在急性血栓或系统性抗凝的情况下并不准确。
继发原因	评估潜在的恶性肿瘤，激素原因，肾病综合征或合并CNS感染，阵发性睡眠性血红蛋白尿（PNH）——外固流式细胞术检测CD55和CD59细胞

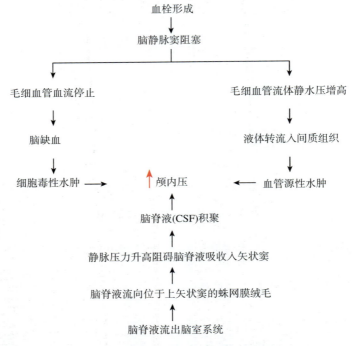

图16-2　脑静脉窦血栓形成的病理生理后果

非增强CT显示皮质微出血

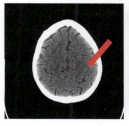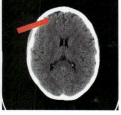

上矢状窦血栓形成的迹象

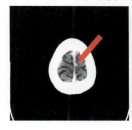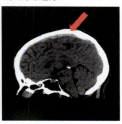

图16-3 非增强CT和静脉造影表现出的脑静脉窦血栓形成证据

单个静脉分布中多处点状出血弥漫位于整个脑实质,这一CT成像表明了深层的脑静脉窦血栓形成。这样的发现必须立即进行CT静脉造影。

CT静脉造影显示血栓形成

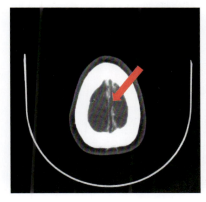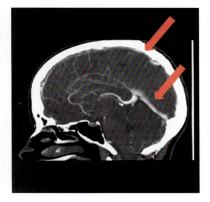

图16-4 CT静脉造影显示脑静脉窦血栓形成

该CT静脉造影图显示上矢状窦存在一处充盈缺损。这是最常发生血栓形成的部位。

表16-3

评估和治疗相关病因/诱发因素

抗凝疗法	评价
普通肝素&低分子量肝素（LMWH）	3组随机对照试验对系统性抗凝治疗进行了评估，一组汇总荟萃分析在死亡/依赖性方面显示了不具有统计学意义的降低。专家建议，即使在出现出血的情况下，也应该开始对脑静脉窦血栓形成采用以肝素为主的抗凝剂治疗
凝血酶抑制剂	无证据/作用
因子X抑制物	无证据/作用
抗血小板药	无证据/作用
维生素K拮抗药	使用肝素的抗凝治疗中，48～72 h期间过渡到维生素K拮抗药。在超过6个月的长期抗凝治疗可使用维生素K拮抗药（VKA）类，之后是否停止应取决于相应的疾病种类/诱发因素
溶栓治疗　系统溶栓	无证据/作用
导管引导下溶栓	血管内静脉溶栓治疗效果只限于病例系列分析。通常与导管取栓结合使用

总结

- 脑静脉窦血栓形成是潜在的遗传性血栓形成倾向与后天性高凝状态的结果。
- 脑静脉窦血栓形成可导致出血，血管源性脑水肿以及脑脊液吸收受阻。所有这些都可引起颅内压升高。
- 诊断要求对病史，发病诱因等进行详尽检查，以及影像检测。非增强CT可能显示脑实质内出血，静脉造影术可显示脑静脉血管的充盈缺损状况。
- 治疗要着重于治疗潜在病因，使用肝素类药物进行全身抗凝治疗以及可能的血块提取/溶栓治疗等类血管内介入技术。

建议阅读的文献

1. Stam J. Thrombosis of the cerebral veins and sinuses. NEJM. 2005;352:1791-1798.
2. Bousser MG, Ross-Russell RW. Cerebral Venous Sinus Thrombosis. London. WB Saunders. 1997.
3. Lanska DJ, Kryscio RJ. Risk factors for peripartum and postpartum stroke and intracranial venous thrombosis. Stroke. 2000; 31:1274.
4. Saposnik G, Baringagarrementeria F, Brown RD Jr, et al. Diagnosis and management of cerebral venous thrombosis: a statement for healthcare professionals from the American Heart Association/American Stroke Association. Stroke. 2011;42:1158.

第17章 脑血管炎

作者 Mypinder S. Sekhon

定义：累及大脑血管的炎性浸润，从而导致神经功能障碍和缺血。

表17-1 中枢神经系统血管炎

分类	描述	
原发性	中枢神经系统（脑和脊髓）的孤立性血管炎	
	无全身表现	
	需要活组织检查确诊	
继发性	自身免疫性	**大血管壁**
		Takayasu 动脉炎
		巨细胞动脉炎
		中血管壁
		结节性多动脉炎
		川崎病
		小血管壁
		抗中性粒细胞胞质抗体（ANCA）相关
		1. 韦格纳肉芽肿
		2. Churg-Strauss综合征
		3. 显微镜下多血管炎
		免疫复合物介导
		1. 结缔组织相关疾病（系统性红斑狼疮，风湿性关节炎）
		2. 冷球蛋白血症
		3. Behçet 综合征
		4. Henoch-Schönlein紫癜
		混合性
		结节病
	副肿瘤综合征	淋巴肉芽肿
		血管内淋巴瘤

（续表）

分类	描述		
	药物诱发	安非他明	
		麻黄碱	
		哌甲酯	
	感染	水痘—带状疱疹病毒	
		人类免疫缺陷病毒	
		巨细胞病毒	
		细小病毒B19	
		梅毒螺旋体	

表17-2 系统性血管炎和CNS／器官临床表现的临床特性

病种	受影响的神经系统	受影响的器官	血清学／关联
		大血管	
Takayasu动脉炎	短暂性脑缺血发作，供颅内主动脉分支狭窄引发的缺血性栓塞性卒中	主动脉和各主动脉分支	年轻女性 亚裔人群
GCA	头痛	颞动脉炎 特有症状 视神经炎／一过性黑蒙	风湿性多肌痛
		中血管	
PAN	多发性单神经炎	肾脏—肾小球肾炎（GN）-急性肾损伤（AKI）-高血压（HTN） 胃肠道—肠缺血和动脉瘤 皮肤—网状青斑，紫癜 睾丸痛	乙肝 抗中性粒细胞胞质抗体，核周型p（p-ANCA）～20%
		小血管—抗中性粒细胞胞质抗体	
韦格纳肉芽肿	无菌性脑膜炎 脑血管炎—极少多发性单神经炎	肾脏—肾小球肾炎（GN） 肺部—结节，出血 上呼吸道—鼻，耳，鼻窦 眼—葡萄膜炎，巩膜外层炎	抗中性粒细胞胞质抗体胞质型c～90%

(续表)

病种	受影响的神经系统	受影响的器官	血清学/关联
Churg-Strauss综合征	CNS受影响—病例5% 多发性单神经炎	肾脏—肾小球肾炎（GN） 肺—哮喘，短暂肺浸润 心脏—动脉炎/心肌炎 血像—嗜酸粒细胞增多	p-ANCA—50%
MPA	CNS受影响—病例5% 多发性单神经炎	肾脏—肾小球肾炎（GN） 肺—微血管炎，出血 小血管—免疫复合物	p-ANCA—70%
RA	脑血管炎/脑炎	关节—滑膜炎 肺—积液，纤维化 心脏	类风湿因子 抗环瓜氨酸肽（CCP） 血清阴性—5%
SLE	脑血管炎/脑炎 精神错乱 癫痫发作 脑静脉血栓形成	皮疹—光敏，盘状，颊 肾脏—肾小球肾炎，肾病综合征 关节—非侵蚀性关节炎 溶血，血小板减少 肺—出血，高血压 浆膜炎—心，肺	抗核抗体（ANA） 抗dsDNA 抗SM抗体 抗La抗体，抗Ro抗体 抗磷脂抗体
冷球蛋白血症（CG）	多发性单神经炎 外周神经病变	肾脏—肾小球肾炎 皮肤—网状青斑，紫癜 关节痛	冷沉淀比容 类风湿因子 丙肝
Behcet综合征	CNS表现—30% 脑静脉血栓形成 脑膜脑炎 脑干脑炎	皮肤—黏膜溃疡 生殖器—溃疡 关节—关节炎 其他	针刺试验（敏感性和特异性低）
结节病	无菌性脑膜炎	关节	高钙血症

病种	受影响的神经系统	受影响的器官	血清学／关联
	脑血管炎／脑炎 脑干肉芽肿性浸润	肺——纤维化 肺压高 心——限制性心肌病（RCMP） 心脏传导阻滞	血清ACE＋（敏感性和特异性低）

CNS＝中枢神经系统，GCA＝巨细胞动脉炎，PAN＝结节性多动脉炎，MPA＝显微镜下多血管炎，RA＝风湿性关节炎，SLE＝系统性红斑狼疮，CG＝冷球蛋白血症

表17-3　影响中枢神经系统的系统性血管炎诊断治疗

病名	诊断	治疗
	大血管	
Takayasu综合征	1. 年龄＜40岁 2. 间歇性跛行 3. 血管杂音 4. 双上肢血压差＞10 mmHg 5. 造影显示动脉炎 6. 肱动脉搏动缺失	皮质类固醇(泼尼松1 mg/kg) 甲氨蝶呤
巨细胞动脉炎	1. 年龄＞50岁 2. 头痛 3. 红细胞沉降率＞50 mm/h 4. 颞动脉活检 5. 颞动脉触痛	皮质类固醇［泼尼松1 mg/(kg·d)］
	中血管	
结节性多动脉炎	1. 体重减轻＞4 kg 2. 网状青斑 3. 肌痛 4. 乙肝 5. 神经病变 6. 舒张压＞90 mmHg 7. 血肌酐(Cr)＞150 μmol/L 8. 活检阳性	皮质类固醇 环磷酰胺 抗乙肝 Tx（如果PAN合并乙肝活动期）

(续表)

病名	诊断	治疗
	9. 血管造影异常 10. 睾丸痛/触痛	
小血管—抗中性粒细胞胞质抗体		
韦格纳肉芽肿	1. 鼻腔或口腔炎症 2. 肺空洞, 结节, 浸润 3. 镜下血尿, 红细胞管型 4. 活检肉芽肿性, 浸润	皮质类固醇—1 g/d × 3 d, 然后用泼尼松1 mg/kg(针对肺出血, CNS血管炎, 无尿肾病) 环磷酰胺 血浆置换(肺出血, CNS 受累)
Churg-Strauss综合征	1. 哮喘症状 2. 嗜酸粒细胞增多 3. 神经病变 4. 肺浸润 5. 鼻窦异常病变 6. 活检见血管外嗜酸性粒细胞	皮质类固醇—1 g/d × 3 d, 然后用泼尼松 1 mg/kg(针对肺出血, CNS血管炎, 无尿肾疾病) 环磷酰胺 血浆置换(肺出血, CNS 受累)
显微镜下多血管炎	1. 活检—坏死性, 非肉芽肿型葡萄膜炎 2. p-ANCA+ 3. 不具备韦格纳肉芽肿或Churg-Strauss的特征	皮质类固醇—1 g/d × 3 d, 然后用泼尼松 1 mg/kg(针对肺出血, CNS血管炎, 无尿肾疾病) 环磷酰胺 血浆置换(肺出血, CNS 受累)
小血管—免疫复合物		
风湿性关节炎	1. 早晨僵硬感 2. 手关节炎 3. 类风湿结节 4. X线显示侵蚀性关节炎改变 5. 对称性关节炎 6. 关节炎改变>3 个关节 7. 类风湿因子阳性	皮质类固醇 环磷酰胺针对CNS 受累
系统性红斑狼疮	1. 颊部红斑 2. 盘状红斑 3. 光敏 4. 关节炎 5. 浆膜炎	脑血管炎合并系统性红斑狼疮 1. 皮质类固醇冲击疗法 2. 环磷酰胺 3. 抗肿瘤坏死因子疗法

（续表）

病名	诊断	治疗
	6. 精神错乱或癫痫发作	
	7. 蛋白尿/红细胞管型	
	8. 口腔溃疡	
	9. 溶血，低血小板	
	10. ANA阳性	
	11. 抗dsDNA阳性	
	抗SM抗体阳性	
冷球蛋白血症	1. + 冷沉比容	治疗相关病因
	2. + 冷球蛋白电泳	1. 淋巴组织增生
	3. + 类风湿因子	2. 丙型肝炎
	4. + 丙型肝炎血清学	3. 潜在感染
	5. C4降低	皮质激素，血浆置换
	C3 正常	
Behcet 综合征	1. 生殖器溃疡	皮质激素+/-环磷酰胺针对CNS症状
	2. 口腔溃疡	
	3. 过敏反应性+	硫唑嘌呤针对眼部受累和溃疡
	4. 脓疱，结节性红斑	
	5. 眼—葡萄膜炎，巩膜外层炎，视神经炎	
	其他	
结节病	活检示非干酪性肉芽肿	皮质激素

总结

• 脑血管炎是一种脑血管床炎症状态，结果导致缺血以及神经功能障碍。

• 脑血管炎的病因最常见的是某种全身系统疾病的并发症，但是，我们也开始越来越多地认识原发性脑血管炎。

• 诊断需要详尽细致地对合并情况进行病史以及相关检查。脑影像检测可以辨别符合脑血管炎的脑血管异常。

• 处理取决于脑血管炎的潜在病因。

建议阅读的文献

1. Calabrese LH, Duma GF, Lie JT. Vasculitis in the central nervous system. Arthritis Rheum 1997; 40:118.
2. Younger DS. Vasculitis of the nervous system. Curr Opin Neurol 2004; 17:317.
3. Calabrese LH, Furlan AJ, Ropos TJ. Primary angiities of the central nervous system: diagnostic criteria and clinical approach. Cleve Clin J Med 1992; 59:293.
4. Pomper MG, Miller TJ, Stone JH, et al. CNS vasculitis in autoimmune disease: MR imaging findings and correlation with agniogrphy. AJNR Am J Neuroradiol 1999; 20:75.
5. Lie JT. Classification and histopathologic spectrum of central nervous system vasculitis. Neurol Clin 1997; 15:805.

第18章 钠代谢紊乱

Mypinder S. Sekhon   Donald E. Griesdale

钠是细胞外液的主要阳离子，并且是重要的渗透活性剂。钠／水平衡失常可导致极其严重的神经功能后果，这主要是由于其病理生理后果和治疗不当而发生。

低钠血症

病理生理学
- 通常是全身水量相对于钠过高。
- 抗利尿激素（ADH）是发生这种情况的最主要原因。ADH可处于适当状态（血容量不足或有效循环血量减少的刺激）或不当状态（抗利尿激素分泌不当综合征-SIADH）。
- 较不常见的情况还有，由于大量尿钠的流失（脑性耗盐综合征、噻嗪类利尿药、盐皮质激素不足）而造成肾脏无法维持正常的血清钠浓度。

表18-1　低钠血症的处理方法

分类	尿液分析	病因学
高血容量	U_{Na+}> 20 mmol/L	肾衰竭
	U_{Na+}< 10 mmol/L	充血性心力衰竭，肝硬化，肾病综合征
血容量正常	U_{OSM}> 100	SIADH，甲状腺功能低下，糖皮质激素缺乏多饮，溶质摄入低
	U_{OSM}< 100	
	U_{OSM}波动	重调渗透压测定仪
低血容量	U_{Na+}> 20 mmol/L	肾损（脑性耗盐综合征，噻嗪类利尿药，盐皮质激素不足）
	U_{Na+}<10 mmol/L	肾外丢失（第三间隙，胃肠道/不显性失水）

表18-2　脑性耗盐综合征与SIADH的病因学区别

	脑性耗盐综合征	SIADH
病因	1. 蛛网膜下腔出血(SAH) 脑盐耗最常见病因 2. 创伤性脑损伤(TBI) 3. 神经胶质瘤 4. 脑膜炎	1. 肺 　肺炎 　小细胞肺癌 　慢性阻塞性肺疾病/哮喘 2. 中枢神经系统 　卒中/脑出血 　蛛网膜下腔出血/创伤性脑损伤 　感染/肿瘤 　脑积水 3. 药物 　抗抑郁药 　抗精神病药 4. 其他 　疼痛/恶心/术后

表18-3　鉴别脑性耗盐综合征与SIADH

		脑性耗盐综合征	SIADH
病理生理学	机制	心钠肽（ANP）/脑钠肽（BNP）引起的尿钠排出	抗利尿激素增高和水分重吸收
	血浆容量	低	正常或升高
	钠平衡	负	中性
	水平衡	中性	正
临床	容量状态	负	血容量正常/高血容量
	直立性生命体征	有	无
	颈静脉压	平	正常或升高
	皮肤张力	降低	正常
	眼窝凹陷	有	无
	黏膜	干燥	正常
	每日体重	降低	平稳
	每日液体平衡	负	平稳/正

(续表)

		脑性耗盐综合征	SIADH
检查	血清钠	偏低	偏低
	血浆渗透压	正常或升高	偏低
	尿钠	正常或升高	正常或高
	尿渗透压	升高	偏高
	血细胞比容	升高	正常
	血尿素氮(BUN)/尿肌酐	升高	正常
诊断		在上述病因范围内的具有低血容量特性的低钠血症	具有生化指标显示ADH和血容量偏高状态的低钠血症
治疗		1. 0.9% 生理盐水 2. 3%~5% 高渗盐水 3. 氢化可的松	1. 自由饮水限制 2. 3%~5% 高渗盐水 3. 去甲金霉素/Li^+ 4. V2受体拮抗剂
钠纠正速度		1. 无症状:0.5 mmol/L/h 2. 有症状:1~2 mmol/L/h 2~3 h直至症状消失 3. 最大剂量 10~12 mmol/L/24 h	
钠纠正过速并发症		渗透性髓鞘溶解综合征(ODS)—在治疗长时间低钠血症(>48 h)时快速纠正血钠水平的情况下出现。在长时间低钠血症状态,神经元分解细胞内有机渗透压以避免低渗细胞外环境条件下发生细胞内水肿。如果此时血钠急剧提高,神经元无法及时地重新生成这些有机细胞渗透压,致使细胞内水分从细胞内部被脱出,导致广泛性神经损伤,症状即是ODS	

高钠血症

病理生理学
- 通常表现为相对于钠的水丢失。
- 可发生于肾脏或肾外低张溶液丢失。
- 较少见情况可发生于高张溶液而导致的钠潴留，从而导致血清渗透压增高，而肾脏无法通过保水进行调节。

表18–4 高钠血症的病因

分类	尿液分析	病因学
高血容量	U_{osm} 300~600	外源性钠负荷（高渗盐水）
	U_{Na}>20	盐皮质激素过多
	U_{osm}> 600	
	U_{Na}< 20	
等容量性	U_{osm}< 300	尿崩症（中枢性尿崩症或肾性尿崩症）
	U_{osm} 300~600	部分性尿崩症
低血容量	无	肾脏低渗溶液缺失
		肾外低渗溶液缺失

中枢性尿崩症发生在无法由下丘脑—垂体轴产生或释放抗利尿激素（ADH），从而引起肾小球水平的自由水丢失，最终导致高血钠症。

表18-5 中枢性尿崩症的病理生理学与病因学

解剖部位	病因学	
下丘脑	蛛网膜下腔出血（SAH）	
	创伤性脑损伤（TBI）	
	脑膜脑炎	
	脑出血（ICH）	
垂体柄	恶性肿瘤	
	垂体手术	
垂体后叶	恶性肿瘤	
	垂体前叶腺瘤	
	辐射	
	血管炎	
	垂体手术	
	脑损伤后的垂体刺激——三相反应	

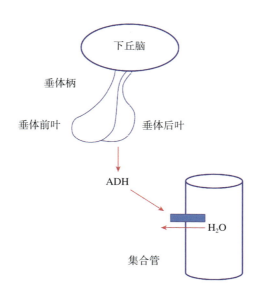

图18-1 中枢性尿崩症的病理生理学与病因学

诊断

- 多尿　　通常3～4 L / 24 h尿液排出量。
- 禁水试验。
- 通常在门诊或非危急情况下进行。
- 剥夺患者从外界摄水,同时每30 min到1 h检测血钠,血渗透压和尿渗透压。保持禁水直至血渗透压＞295 mmol/L及尿渗透压＜300 mmol/L。使用精氨酸加压素（DDAVP）,如果尿渗透压提高达50%则可确诊中枢性尿崩症。
- 尿和血渗透压。
- 中枢性尿崩症的尿渗透压一般＜300 mmol/L。尿和血渗透压需同时取得,在高钠血症和多尿症情况下,如果尿渗透压低于300 mmol/L并且低于血渗透压,则中枢性尿崩症可能性大。这种情况表明抗利尿激素不足,在使用DDAVP后,集合管应开始重新吸收水分,排出尿液,血钠水平得到纠正。这也可以确诊中枢性尿崩症。

表18-6　中枢性尿崩症的处理方法

治疗	备注
DDAVP	常规治疗。可采用滴鼻,肠道外给药或口服形式。起始剂量通常是每8～12 h静脉注射1～2 mg。滴定分析排尿量及血钠
氯磺丙脲	提高集合管抗利尿激素受体的敏感性
卡马西平	提高集合管抗利尿激素受体的敏感性 降低垂体后叶抗利尿激素分泌的渗透调节域值
氯贝丁酯	刺激下丘脑抗利尿激素产生

总结

- 低钠血症和高钠血症是神经危重患者中常见的代谢紊乱。
- 对种种病因各异的脑损伤神经危重患者来说，低钠血症最常见病因是脑性耗盐综合征或SIADH。
- 区分脑性耗盐综合征和SIADH需要对全身容量负荷作细致评估。区分这两种病症非常重要，原因是两者的治疗方法不同。
- 高钠血症主要是神经重症患者由于中枢性尿崩症引发的。一般来说，中枢性尿崩症导致低比重尿大量排出（多尿症），从而引起血钠急剧升高。及时地确诊，评估和治疗包括对钠／尿电解质浓度和渗透压作详尽细致的分析。DDAVP是主要常用疗法。

建议阅读的文献

1. Bradshaw K, Smith M. Disorders of sodium balance after brain injury. BJA. 2008;8(4):129–133.
2. Rabinstein AA, Wijdicks EF. Hyponatremia in critically ill neurological patients. Neurologist. 2003;9:290–300.
3. Wright WL. Sodium and fluid management in acute brain injury. Curr Neurol Neurosci Rep. 2012;12(4):466–473.
4. Diringer MN, Zazulia AR. Hyponatremia in neurologic patients: consequences and approaches to treatment. Neurologist. 2006;12(3):117–126.
5. Nathan BR. Cerebral correlates of hyponatremia. Neurocrit Care. 2007;6(1):72–78.

第19章 阵发性交感神经过度兴奋

Mypinder S. Sekhon   Donald E. Griesdale

定义：阵发性交感神经过度兴奋（PSH）是神经重症患者常见的一个临床症候，表现为因过量的交感输出以及儿茶酚胺释放，从而导致由于高热、多汗、心动过速、高血压、呼吸急促以及肌张力障碍和姿势异常而引起的终端器官障碍。

表19-1　阵发性交感神经过度兴奋的病因学

病因	比例（%）
创伤性脑损伤	60~70
蛛网膜下出血	7~10
缺氧性脑损伤	5~7
颅内出血	5
脑炎	5
缺血性卒中	2
丘脑肿瘤	2
血管炎	1
多发性硬化症	1

表19-2 阵发性交感神经过度兴奋的风险指数

分类		备注
人口统计学	年龄	青年占多数 < 40岁
	性别	男性占多数。由于男性创伤性脑损伤的数量较高因而有偏差
临床	创伤	创伤性脑损伤
	创伤分级	严重损伤（GCS < 8）风险极大增加
	时间	症状发生在伤后 5~7天。通常发生在镇静药物撤离过程中
影像	创伤部位	深部核团，胼胝体，脑干
	创伤种类	弥漫性轴索损伤
		合并硬膜外或硬膜下血肿

病理生理学

- 神经功能脱节或交感神经系统激活失衡,失掉自主控制能力。
- 兴奋-抑制模型：脊髓的自主神经传出活动受到间脑和中脑的抑制性输入影响。脑损伤后，从皮质和脑干不断而来的抑制性输入受到干扰，从而导致无控制的自主神经输出。结果是外周肾上腺素能流出失衡以及终末器官效应。此后，产生了一个正反馈回路，任何刺激（非伤害性）都可导致过度的肾上腺素反应。

诊断

虽然目前尚无公认的通用诊断标准，但是研究文献已经有几种推荐方案。

推荐诊断标准（Mayo Clinic):
- 排除其他类似诊断：
  - 脓毒血症
  - 成瘾物质戒断综合征
  - 阿片类或苯二氮䓬类戒断综合征
  - 血清素综合征
  - 神经阻滞剂恶性综合征
  - 新的或恶化的脑损伤

表19-3　阵发性交感神经过度兴奋的临床表现

征兆／症状	频率（%）
心动过速	98
呼吸急促	85
发热	80
多汗	75
高血压	70
肌张力障碍	40
姿势异常	40

- 以下症状至少有4种发生多于1次：
  - 发热（体温> 38.3℃）
  - 心动过速（心率> 120次／min，或使用β受体阻滞剂仍是> 100次／min）
  - 高血压（Bp>160 mmHg或使用β受体阻滞剂>140 mmHg）
  - 呼吸急促（呼吸频率> 25次／min）
  - 多汗
  - 出现肌张力失调的姿势异常
  - 肌强直或肌痉挛

治疗

一般方法

- 通过排除其他类似症状以达到确诊目的，这包括脓毒血症、阿片类／苯二氮䓬类戒断综合征、情绪激动、谵妄、血清素综合征或神经阻滞剂恶性综合征。
- 启用剂量持续固定的药物治疗，以降低发作的频率和强度。
- 短效阻断药物可用来终止危急发作。

表19-4 阵发性交感神经过度兴奋的治疗

治疗	作用机制/备注
可乐定	突触前α₂受体激动剂 降低下丘脑和延髓的交感输出
盐酸右美托咪定	α₂受体激动剂静脉注射 与可乐定相似，用于降低交感输出
加巴喷丁	GABA模拟药物。滴定剂量每8 h 300～600 mg 病例系列分析表明对PSH有效
巴氯芬	GABA模拟药物及GABAᵦ受体激动剂 鞘内注射巴氯芬据报告对PSH颇有效用。然而，初始治疗应采纳常规治疗
β受体阻滞剂	减少儿茶酚胺类药的外周效应 据研究，多汗、肌张力失调姿势异常也对β受体阻滞剂有药效反应 普萘洛尔（非选择性）为首选药物
苯二氮䓬类	GABA受体激动剂 用作治疗危急发作的短效药物
溴隐亭	合成多巴胺受体激动剂 刺激D2受体并拮抗下丘脑/纹状体的D1受体 病例报告显示如与其他治疗PSH药物一起使用可能有效
吗啡	效力极强的阿片类受体激动剂 刺激延髓迷走神经核从而引起胆碱能效应
丹曲林	如果其他治疗对肌张力障碍或姿势异常无效，可以采用此药 如有并发肝损害/疾病需慎用

总结

- 阵发性交感反射亢进是一种复杂的病理生理改变，继发于周期性儿茶酚胺诱导的亢进，症状表现为儿茶酚胺分泌过量以及神经系统异常。
- PSH常见的病因是创伤性脑损伤（TBI）、蛛网膜下腔出血（SAH）、缺氧性脑损伤、脑出血（ICH）、脑炎以及卒中。
- 目前治疗尚无公认统一的诊断标准；但是，在确诊PSH之前，必须排除诸如脓毒血症，阿片类药物过量或苯二氮䓬类药物戒断综合征及中毒综合征等类似症状。

- 治疗涉及多种药理学方法，包括GABA受体激动剂、β受体阻滞剂、抗交感神经药、多巴胺受体激动剂以及肌肉松弛剂。

建议阅读的文献

1. Choi AC, Jeon SB, Samuel S, et al. Parosysmal sympathetic hyperactivity after acute brain injury. Curr Neurol Neurosci Rep. 2013. 13:370-376.
2. Hughes JD, Rabinstein AA. Early diagnosis of paroxysmal sympathetic hyperactivity in the ICU. Neurocrit Care. 2013. 13:983-987.
3. Perkes I, Baguley IJ, Nott MT, et al. A review of paroxysmal sympathetic hyperactivity after acquired brain injury. Ann Neurol. 2010. 60:126-135.

第20章 系统性疾病的神经系统并发症

Mypinder S. Sekhon　　Donald E. Griesdale

表20-1　脓毒性脑病

定义	在脓毒症情况下发生的脑功能障碍
发病机制	瀑布式炎症级联反应/微生物毒素可导致血管内皮功能紊乱,神经元代谢和线粒体功能异常,异常信号传导以及自由基损伤。 脓毒症还可引起如肝脏/肾脏功能障碍,以及电解质紊乱等系统性代谢异常,从而导致神经元功能障碍。
表现	意识水平改变,意识模糊,昏迷,谵妄
诊断	脓毒症患者出现中枢神经系统功能障碍(RASS量表),同时排除混杂因素
治疗	治疗潜在脓毒症病因 纠正代谢紊乱 如出现谵妄给予治疗 如可能尽量减少镇静剂使用

表20-2　暴发性肝功能衰竭症状中的脑水肿

定义	在暴发性肝功能衰竭情况下出现的脑水肿
病因学	可继发于任何可能导致暴发性肝功能衰竭的病因;80%暴发性肝功能衰竭患者的死亡,都继发于未受控制的脑水肿引起的脑疝并发症
发病机制	细胞毒性脑水肿继发于系统性血氨升高时产生的细胞内谷氨酸积聚,而氨作为细胞内渗透压分子,可因此将水分拖入细胞内 炎症级联反应导致血脑屏障被破坏,伴随着特有的充血状态继而出现血管源性水肿
表现	意识水平改变,上运动神经元体征 颅内压增高征兆—库欣反应(心动过缓和高血压) 脑疝

(续表)

诊断	在暴发性肝功能衰竭情况下,脑水肿产生或颅内压增高(影像或临床检查)可导致意识水平改变
治疗	监测颅内压。由于并发凝血功能障碍,颅内出血的风险有所增高 经验疗法: 1. 维持镇静剂使用(最好采用短效药物——异丙酚,但是并发的血流动力学紊乱可能会影响其正当使用) 2. 渗透疗法——高渗盐水,甘露醇 3. 正常体温至轻微低体温(35~36℃) 4. 血碳酸正常($PaCO_2$ 35~40 mmHg) 5. 床头升高30°,确保气管导管接头不限制颈静脉血流颈部保持正中位置 6. 检查评估并发非痉挛性癫痫发作的可能——应用EEG。

表20-3 肝性脑病

定义	在并发肝硬化情况下出现的脑病
诱因	感染——脓毒血症、特发性细菌性腹膜炎 上消化道出血 便秘 电解质紊乱——低钾血症、代谢性碱中毒、血容量不足 药物——镇静剂(苯二氮䓬类)精神科药品 门体分流术 肾脏衰竭
发病机制	血氨积聚引起神经元障碍
表现	阶段 1 —— 昼夜颠倒 阶段 2 —— 扑翼样震颤出现 阶段 3 —— 意识混乱、昏睡、上运动神经元体征 阶段 4 —— 昏迷、去大脑僵直
诊断	临床诊断
治疗	纠正潜在诱因 乳果糖——粪便酸化可以分离结肠腔内的铵根NH_4^+。滴定至每日3~4次排便。 胃肠用利福霉素或新霉素净化一下可能利于减少产生微生物的NH_3。现已不常使用

表20-4 尿毒症性脑病

定义	发生在急性肾衰竭或慢性肾衰竭急性发作情况下的脑病
病因学	任何导致尿素急剧升高的急性肾衰竭
发病机制	肾脏毒素积聚导致神经元代谢、功能和信号发生改变
表现	意识水平改变、意识混乱、昏睡 扑翼样震颤 癫痫发作,严重者可出现癫痫持续状态
诊断	在没有其他可能的干扰因素时,尿素极端升高而发生的脑病
治疗	治疗潜在肾衰竭病因,如有可能进行血透
透析失衡综合征	
定义	因血清尿素浓度急剧下降而导致的脑水肿
发病机制	随着尿素的长期升高,神经元通过产生诸如2-氨基乙磺酸、磷酸肌酐等细胞内渗透压分子调节适应。在初期血透时,如果尿素急速降低,细胞渗透压分子致使水分移入细胞内从而导致脑水肿
表现	意识水平改变、上运动神经元体征、头痛、恶心 颅内压升高迹象 脑水肿
预防	缩短初始血透时间 梯度化透析液钠浓度 初始血透中采用低流量
治疗	采用渗透活性剂(高渗盐水)提高血清渗透压,以减少脑水肿

表20-5 高血压脑病

定义	由于严重高血压的穿透性过度灌注引起的脑水肿
病因学	引发恶性高血压的任何病因
发病机制	严重高血压导致自动调节障碍，突发性血管舒张而产生脑水肿。极端高血压情况下，脑血管内皮功能出现异常，紧密的血脑屏障受到破坏，从而导致血管源性脑水肿
表现	意识水平改变，上运动神经元体征 在极端情况下，脑水肿可引起颅内压升高以及脑疝
影像学检测	脑水肿证据（脑沟消失、基底池消失、脑疝、侧脑室塌陷）
诊断	临床诊断
治疗	采用静脉注射药物在2 h内将平均动脉压降低25% 药剂：拉贝洛尔、硝化甘油、硝普钠、肼屈嗪

表20-6 可逆性后部脑病综合征

定义	临床症状的特点是后循环血管供血区出现脑水肿，伴随该部位的放射影像显示脑水肿
病因学	HELLP综合征 子痫前期 药物——他克莫司、奥沙利铂、贝伐单抗、吉西他滨、环孢霉素
发病机制	后循环的交感输入相对缺乏。在极端的系统性高血压状态中，后循环突发血管舒张，从而导致血管源性脑水肿
表现	头痛，意识水平改变，皮质视觉障碍
影像检测	后循环血管供血分布出现孤立的脑水肿。主要涉及枕叶部位
诊断	临床危险因素，表现及特点，影像学特征
治疗	诊治相关发病诱因 降低平均动脉压——使用静脉注射药剂降低25% 清除可能的致病药物

表20-7 细菌性心内膜炎的神经系统表现

诊断	神经系统表现
缺血性卒中	最为常见的中枢神经系统并发症：细菌性心内膜炎由脱落的赘生物引起的栓塞现象 赘生物> 1 cm 可出现较高的栓塞风险 如果脑缺血性卒中随右侧心内膜炎发生，则应考虑右向左心内分流，肺内分流/动静脉畸形的可能性
细菌性动脉瘤	脑血管微栓塞导致管腔内感染。随之发生的血管内膜/血管中层/血管外膜薄弱使动脉瘤形成
颅内出血	可发生于细菌性动脉瘤破裂。蛛网膜下腔出血和脑内出血最为常见。脑内出血通常是由于缺血性卒中的出血性转化而发生
颅内脓肿	微栓塞引起亚临床缺血性脑卒中。该部位随之发生的血-脑屏障损伤使得脑实质极易遭受细菌侵袭，引起感染和脓肿生成
癫痫发作	可继发于缺血性卒中，颅内出血或脓肿而发生

表20-8 副肿瘤综合征相关的神经功能障碍

病理学		相关肿瘤
小脑变性		小脑浦肯野细胞丢失 与小细胞型肺癌或卵巢癌相关
眼阵挛-肌阵挛		无意识的，不规律的，多方向的高幅共轭扫视 与神经母细胞瘤相关
脑炎	边缘叶脑炎	卵巢癌、肺癌、神经母细胞瘤、睾丸癌、乳腺癌、胸腺癌、甲状腺癌、肾癌、子宫癌
	脑干脑炎	卵巢癌、乳腺癌、肺癌
	间脑炎	肺癌、神经母细胞瘤、乳腺癌、睾丸癌
	小脑脑炎	肺癌、胸腺癌、卵巢癌、乳腺癌、子宫癌
周围神经病变		抗Hu抗体相关的神经病变，随小细胞肺癌并发
Lambert-Eaton 综合征		突触前膜电压门控钙通道受体抗体 随小细胞肺癌并发
重症肌无力		通常与胸腺瘤有关

表20-9 内分泌疾病的神经系统表现

诊断	神经系统表现
甲亢危象	焦虑、震颤、颤抖、精神错乱 意识水平改变 极端情况下可出现极端高体温引发的惊厥 缺血性卒中（由甲状腺功能亢进引起房颤导致）
黏液性水肿昏迷	意识水平改变 低血糖症可导致神经低血糖症 从而引发癫痫 低钠血症在严重病情时可导致意识水平改变
桥本氏脑炎	桥本氏甲状腺炎相关的自身免疫性疾病 在3~7 d内逐渐出现以下症状： 1. 运动障碍性疾病（颤抖、肌阵挛、共济失调） 2. 精神病症状（抑郁、焦虑、精神错乱、妄想、昏迷、注意力集中困难、性格改变） 3. 局灶性神经系统症状（失语症、局灶性缺损） 4. 癫痫发作，癫痫持续状态
Cushing综合征	抑郁、精神错乱、焦虑 肌肉病变（主要是近端肌肉群）
糖尿病酮症酸中毒/高渗性非酮症高血糖昏迷	由相关电解质紊乱或酸中毒引起的意识水平改变 糖尿病酮症酸中毒/高渗性非酮症高血糖昏迷的诱因，如脓毒血症或脑血管缺血事件，也可成为导致意识水平改变的主要原因

表20-10 营养素缺乏的神经系统表现

维生素	神经系统并发症状
维生素B_1	α-酮酸脱羧的辅酶，为转酮醇酶辅助因子。缺乏维生素B_1导致摄氧量降低，使得乳酸在中枢神经系统组织积聚 引发Wernicke脑病或Korsakoff综合征。也可导致周围神经病变和皮质小脑变性
维生素B_6	维生素B_6缺失可导致远端对称性多发性周围神经病
维生素B_{12}	维生素B_{12}缺失可导致类似痴呆的综合征和后索脊髓变性。也可导致周围神经病变
烟酸（维生素B_3）	精神症状表现：抑郁、狂躁、意识模糊以及记忆缺陷可能出现锥体外系或小脑症状
维生素E	缺失可导致脊髓小脑变性和多发性周围神经病

表20-11　重症监护相关多发性周围神经病

定义	在已经排除其他病因的危重病况中发生的多发性周围神经病
诱因	脓毒血症，休克，血管升压类药物，长期机械通气，多器官功能衰竭，肾衰竭，全肠肠外营养，高血糖，静脉内镇静，神经肌肉麻痹，糖皮质激素使用，身体制动
发病机制	多种损伤（代谢、生物能、炎性改变）引起外周神经逐渐发生去神经支配，导致对称性轴索性周围性神经病变。
诊断	1. 出现脓毒血症症状、多器官功能衰竭、呼吸衰竭、全身炎症反应综合征（SIRS） 2. 无法停用呼吸机，对称性四肢无力 3. 肌电图振幅减小 4. 广泛肌肉去神经支配的趋势 5. 肌酸激酶正常，排除周围神经病变的其他因素
治疗	停止一切可能造成神经损害的药物 诊治相关病因 如果可能，逐渐脱离机械通气 身体运动和理疗

总结

- 系统性病因如脓毒血症、急性或慢性肝病、急性肾损伤、尿毒症、高血压疾病、营养素缺乏，以及内分泌疾病等都可导致神经系统并发症。
- 危重病神经病变起源于有髓神经轴突的去神经支配，可导致不良结果。
- 系统性疾病的中枢神经系统表现的治疗既需要逆转相关的病因，也需要同时考虑采纳神经特异性治疗以纠正相关的病理生理机制（例如肝性脑病中的乳果糖）。

建议阅读的文献

1. Papadopoulos MC, Davies DC, Moss RF, et al. Pathophysiology of septic encephalopathy: a review. Crit Care Med. 2000. 28(8):3019-3024.

2. Dbouk N, McGuire BM. Hepatic encephalopathy: a review of its pathophysiology and treatment. Curr Treat Options Gastroenterol. 2006. 9(6):464-474.
3. Hermans G, De Johnghe B, Bruyninckx, et al. Clinical review: Critical illness polyneuropathy and myopathy. Crit Care. 2008. 12(6):238.
4. Schwartz RB. Hyperperfusion encephalopathies: hypertensive encephalopathy and related conditions. Neurologist. 2002. 8(1):22-34.
5. Seifter JL, Samuels MA. Uremic encephalopathy and other brain disorders associated with renal failure. Semin Neurol. 2001. 31(20):139-143.

第21章 中枢神经系统毒理学

Mypinder S. Sekhon　　William R. Hendeson

表21-1　常见中毒综合征与临床症状

中毒综合征	症状	
苯二氮䓬类药物	1. 意识水平降低 2. 呼吸过缓/呼吸暂停	
阿片类药物	1. 意识水平降低 2. 呼吸过缓/呼吸暂停 3. 瞳孔缩小	
拟交感神经药物	1. 室性心动过速 2. 高血压 3. 高体温 4. 呼吸急促	5. 多汗 6. 瞳孔散大 7. 潮热
抗胆碱药物	1. 室性心动过速 2. 瞳孔散大 3. 高体温 4. 赤热	5. 皮肤黏膜/干燥 6. 尿潴留 7. 肠鸣音消失
胆碱能药物	1. 呼吸过缓 2. 流泪 3. 尿失禁/大便失禁 4. 流涎	
五羟色胺综合征	1. 高体温 2. 自主神经失调 3. 肌强直 4. 精神状态改变 5. 反射亢进（下肢 > 上肢） 6. 肌阵挛	
氮芥类药物	1. 高体温 2. 自主神经失调 3. 肌强直 4. 精神状态改变	

表21-2 疑似中毒时的检查参考

检查	目的
全血细胞计数	白细胞增多常见于锂离子过量
电解质	计算阴离子间隙
动脉血气	测定特定中毒时的酸碱平衡
尿液检验/筛查	检测苯二氮䓬类药物/阿片类药物/可卡因/安非他明
肝酶	检查是否有肝脏疾病——因其可影响某类毒素的代谢
心电图	在三环抗抑郁药过量情况下QRS和R波形态 评估在抗抑郁药过量情况下QTc间期——出现尖端扭转型室性心动过速的风险
血清水平	水杨酸盐类药物 对乙酰氨基酚 锂离子
放射影像学 a. 胸部X线 b. 腹部X线	评估急性呼吸窘迫综合征/误吸（如果意识水平降低） 服用铁之后可有显示

表21-3 苯二氮䓬类药物过量的诊断治疗

苯二氮䓬类药物过量	
责任药物	所有苯二氮䓬类别的药物——主要通过γ-氨基丁酸受体抑制起作用
临床症状	典型中毒综合征——意识水平降低，呼吸速度减缓，心血管/自主神经系统正常
治疗	1. 停用所有诱发药物 2. 支持疗法 　—气道支持 　—如果出现需要气管插管迹象，使用机械通气 3. 拮抗药 　—氟马西尼——慎用，可诱发难治性癫痫

表21-4　阿片类药物过量的诊断治疗

阿片类药物过量		
责任药物	所有阿片受体激动剂 1. 吗啡 2. 可待因 3. 芬太尼	4. 氢吗啡酮 5. 瑞芬太尼 6. 羟考酮
临床症状	1. 意识水平降低 2. 瞳孔缩小 3. 呼吸过缓/呼吸暂停	
治疗	1. 停用所有诱发药物 2. 支持疗法 　—气道支持 　—如果出现需要气管插管迹象，使用机械通气 3. 拮抗药 　—纳洛酮——0.1~0.4 mg 静脉用药。如用缓释制剂可考虑输注。单次剂量纳洛酮＞0.4 mg，需警惕避免痛觉过敏	

表21-5　拟交感神经药物过量的诊断治疗

拟交感神经药物过量	
责任药物	可卡因 甲基安非他明 迷幻药 哌甲酯 麻黄碱/伪麻黄碱
临床症状	1. 拟交感神经中毒综合征 2. 癫痫 3. 急性呼吸窘迫综合征 4. 心肌缺血/心肌梗死/心脏停搏 5. 横纹肌溶解 6. 弥散性血管内凝血
治疗	1. 停用所有诱发药物 2. 支持疗法 3. 苯二氮䓬类镇静 4. 控制发热/高体温

表21-6 三环抗抑郁药物过量的诊断治疗

三环抗抑郁药物过量	
责任药物	阿米替林 去甲替林
临床症状	1. 中毒综合征——抗胆碱能 2. 钠离子阻滞 3. QRS > 120毫秒 = 癫痫发作风险增高 4. QRS > 160毫秒 = 室性心动过速（VT）/心室纤颤（VF）风险增高 5. aVR的终端R波 = 室性心动过速（VT）/心室纤颤（VF）风险增高 6. 周围血管内的α受体阻滞剂以及儿茶酚胺释放抑制作用导致心衰
治疗	1. 停用所有诱发药物 2. 碳酸氢钠——用来消除钠离子阻滞 　　—如pH >7.55，则采用高渗盐水以消除三环类抗抑郁药物引发的钠离子阻滞 3. 心衰情况下使用去甲肾上腺素/肾上腺素输注（以消除α受体阻滞剂） 4. 如果出现癫痫发作，由于可能发生更多的钠离子阻滞，应避免使用苯妥英钠

表21-7 水杨酸盐类药物过量的诊断治疗

水杨酸盐类药物过量	
责任药物	阿司匹林
临床症状	1. 意识水平降低/神经性低血糖继发的癫痫发作 2. 线粒体解偶联氧化磷酸化 3. 血乳酸继发的阴离子间隙代谢性酸中毒 4. 脊髓刺激导致的呼吸性碱中毒 5. 急性呼吸窘迫综合征
治疗	1. 停用所有诱发药物 2. 离子屏障——$NaHCO_3$加快分解水杨酸阴离子，以防肾小管重吸收/扩散至脑实质。 3. 如果有以下情况可用透析： 　　—pH < 7.2 　　—血乳酸> 4 　　—水杨酸盐水平> 6.0 　　—末端器官功能障碍（中枢神经系统/肺部） 4. 支持疗法 　　—气道支持 　　—如果出现意识水平降低/急性呼吸窘迫综合征，使用机械通气

表21-8　5-羟色胺综合征的诊断治疗

5-羟色胺综合征	
责任药物	5-羟色胺摄取量升高 色氨酸 5-羟色胺分解降低 1. 利奈唑胺 2. 利托那韦 3. 单胺氧化酶抑制剂类 5-羟色胺释放增加 拟交感神经药类——可卡因类 安非他明类 5-羟色胺再摄取减低 1. 选择性5-羟色胺再吸收抑制剂类(SSRIs) 2. 右美沙芬 3. 哌替啶 4. 曲马多 5. 芬太尼 5-羟色胺受体激动剂类 1. 曲普坦类药物 2. 锂剂
临床症状	极度发热> 40℃ 自主神经不稳 　—室性心动过速、高血压、多汗、肠蠕动亢进 神经肌肉强直、肌阵挛、反射亢进 　—下肢尤为明显 精神状态改变
诊断	临床 Hunter综合征 1. 5-羟色胺能药剂摄入史 2. 以下一项 　—自发性肌阵挛 　—诱导性肌阵挛 + 兴奋或多汗 　—震颤和反射亢进 　—高眼压 　—体温 >38℃ +眼阵挛
治疗	1. 停止使用所有5-羟色胺能药剂 2. 苯二氮䓬类镇静 3. 支持疗法 　—静脉补液 　—血压控制（如有高血压可用可乐定） 　—降温以保持体温正常 4. 非去极化神经肌肉阻滞剂 　—如果肌强直持续，并且体温在上述疗法后依然过高。确保气管插管 5. 5-羟色胺能拮抗剂 　—赛庚啶：5-HT1A和5-HT2A拮抗剂 12 mg 肠溶剂负荷，而后每6 h 6~8 mg

表21-9 神经阻滞剂恶性综合征的诊断治疗

神经阻滞剂恶性综合征	
责任药物	抗精神病药物 1. 典型药物—氟哌啶醇，氯氮平，氟奋乃静 2. 非典型药物—奥氮平，利培酮，喹硫平 止吐药 1. 甲氧氯普胺 2. 普鲁氯嗪 3. 盐酸异丙嗪
临床症状	发热 自主神经不稳 神经肌肉强直 精神状态改变
诊断	DSM-Ⅳ诊断标准(美国精神疾病诊断标准) 1. 与使用抗精神病药物相关而发生的严重肌肉强直和体温升高现象 2. 出现以下其中2项： 　—多汗　　　　　—吞咽困难 　—震颤　　　　　—失禁 　—意识水平改变　—缄默症(Mutism) 　—室性心动过速　—血压升高或血压不稳 　—白细胞增多　　—肌酸激酶增高 3. 与其他药物，或抗精神病药物，或其他全身治疗无关的症状
治疗	1. 撤除引发药物 2. 苯二氮䓬类 　—劳拉西泮或咪达唑仑 – 确保气道通畅 3. 溴隐亭—2.5 mg 每8 h，增至10 mg每8 h 4. 丹曲林—1~2.5 mg/kg 静脉注射 × 1，然后每6 h 1 mg/kg 静脉注射 5. 支持疗法 　—静脉补液 　—控制血压（如出现高血压用可乐定） 　—降温以保持体温正常 6. 非去极化神经肌肉阻滞剂 　—如果肌强直持续，并且体温在上述疗法后依然过高。确保气管插管

表21-10 有机磷中毒的诊断和治疗

有机磷中毒	
责任药物	杀虫剂（马拉硫磷、巴拉松、二嗪农、倍硫磷） 神经毒气沙林 眼用制剂（二乙氧膦酰硫胆碱、异氟磷） 抗螨虫药（敌百虫） 除草剂（脱叶磷）
临床症状	毒蕈碱胆碱能反应 流涎 流泪 排尿 腹泻 肠胃不适 呕吐
诊断	临床检查及接触史
治疗	（一）——气道保护（过量分泌物需采用气管插管） （二）——由于支气管痉挛和气道分泌物造成的呼吸困难，需要进行积极的支气管吸痰，以及使用支气管扩张剂 （三）——心血管衰竭引起心动过缓。采用阿托品以消除胆碱能效应对心率变时性的作用。其他治疗方法－解磷定。如出现癫痫发作静脉使用苯二氮䓬类（咪达唑仑）治疗

表21-11 恶性高热的诊断治疗

恶性高热	
责任药物	吸入麻醉药 氟烷、异氟醚、七氟醚、地氟醚、安氟醚 琥珀胆碱
临床症状	1. 肌强直 2. 呼气末二氧化碳浓度增高 3. 高体温（尤其在高于40℃时） 4. 血清肌酸激酶升高——横纹肌溶解症 5. 室性心动过速和呼吸急促
治疗	1. 停用所有诱发药物

（续表）

恶性高热	
	2. 支持疗法 　　—静脉补液 　　—降温以保持体温正常 　　—检测电解质紊乱——尤其是高钾血症 　　—100%吸入氧浓度（FiO_2） 3. 丹曲林——1～2.5 mg/kg 静脉注射 × 1 然后每 6 h 1 mg/kg 静脉注射

表21-12　酒精中毒的诊断和治疗

甲醇过量	
责任药物	甲醇
临床症状	视网膜毒性——视力下降（甲酸诱发） 阴离子间隙代谢性酸中毒 精神状态改变（严重酸中毒伴发）
治疗	气道，呼吸，血液循环 解毒剂——甲吡唑15 mg/kg 负荷剂量。每12 h 10 mg/kg 静脉注射或血液透析 期间每4 h 10 mg/kg。在渗透压间隙仍处于升高阶段时尤为有效，表明具有大量的母体化合物。阻断醇脱氢酶并防止毒性代谢物生成（草酸） 解毒剂——乙醇注入法。使用甲吡唑后此方法效用有限 去除法——血液透析 叶酸每 6 h 50 mg 静脉注射，增进母体化合物的代谢成为无毒性代谢物
乙二醇过量	
责任药物	乙二醇
临床症状	精神状态改变（严重酸中毒伴发） 心血管衰竭 阴离子间隙代谢性酸中毒 肾衰竭 动脉血气假性乳酸升高分析（乙醇酸代谢物在动脉血气分析时被认为是乳酸，而实际样本并非如此）

(续表)

乙二醇过量	
治疗	气道，呼吸，血液循环 解毒剂——甲吡唑15 mg/kg 负荷剂量。每12 h 10 mg/kg 静脉注射或血液透析 期间每4 h 10 mg/kg。在渗透压间隙仍处于升高阶段时尤为有效，表明具有大量的母体化合物。阻断醇脱氢酶并防止毒性代谢物生成（草酸） 解毒剂——乙醇注入法。使用甲吡唑后此方法效用有限 去除法——血液透析 硫胺素每6 h 100 mg 静脉注射，增进母体化合物的代谢成为无毒性代谢物吡哆辛每6 h 25 mg/kg 静脉注射，增进母体化合物的代谢成为无毒性代谢物

表21-13 锂过量的诊断治疗

锂过量	
责任药物	锂
临床症状	1. 意识水平下降 2. 如伴有5-羟色胺能类药摄入则合并5-羟色胺综合征 3. 肾源性尿崩症 4. 如有潜在甲状腺功能减退，可引发黏液性水肿昏迷 5. 阴离子间隙偏低（由于未测到的升高的锂阳离子）
治疗	1. 停用所有诱发药物 2. 静脉输液急救以提高肾清除率 3. 在肾源性尿崩症情况下治疗高钠血症 4. 透析 　—终末器官功能障碍症状（中枢神经系统） 　—血清锂离子>4 5. 支持疗法

总结

- 神经阻滞剂恶性综合征、5-羟色胺综合征、恶性高热是三种极其危险的中毒综合征,都可在神经重症监护病房出现,并且导致严重的中枢神经系统后遗症。
- 每种情况都可引起发热,自主神经不稳和骨骼肌损伤,高热可伴发神经功能障碍,从而导致脑代谢需求提高以及永久性神经损伤的可能。
- 在临床治疗中,要准确鉴别诊断各种病征相当困难,因此全面彻底地了解责任药物接触史具有关键作用。
- 治疗方法包括清除致病物质,采用解毒剂以及支持治疗。

建议阅读的文献

1. Strawn JR, Keck PE Jr, Caroff SN. Neuroleptic malignant syndrome. Am J Psychiatry 2007; 164:870.
2. Adnet P, Lestavel P, Krivosic-Horber R. Neuroleptic malignant syndrome. Br J Anaesth 2000; 85:129.
3. Boyer EW, Shannon M. The serotonin syndrome. N Engl J Med 2005; 352:1112.
4. Lappin RI, Auchincloss EL. Treatment of the serotonin syndrome with cyproheptadine. E Engl J Med 1994; 331:1021.
5. Bodner RA, Lynch T, Lewis L, Kahn D. Serotonin syndrome. Neurology 1995; 45:219.
6. Denborough M. Malignant hyperthermia. Lancet 1998; 352:1131.
7. MacLennan DH, Phillips MS. Malignant hyperthermia. Science 1992; 256:789.

缩略词

Ab	Antibody	抗体
ABC	Airway, breathing, circulation	气道，呼吸，循环
ABG	Arterial blood gas	动脉血气
ACA	Anterior cerebral artery	大脑前动脉
ACE	Angiotensin converting enzyme	血管紧张素转换酶
ACEI	Angiotensin converting enzyme inhibitor	血管紧张素转换酶抑制剂
ADC	Apparent diffusion coefficient	表观扩散系数
ADEM	Acute disseminated encephalomyelitis	急性播散性脑脊髓炎
ADH	Antidiuretic hormone	抗利尿激素
AED	Antiepileptic drug	抗癫痫药
AFB	Acid-fast bacilli	抗酸杆菌
AKI	Acute kidney injury	急性肾损伤
ALS	Amyotrophic lateral sclerosis	肌萎缩性侧索硬化
ANA	Antinuclear antibody	抗核抗体
ANCA	Antineutrophil cytoplasmic antibody	抗中性粒细胞胞浆抗体
ANP	Atrial naturetic peptide	心房钠尿钛
ARB	Angiotensin receptor blocker	血管紧张素受体阻断剂
ARDS	Acute respiratory distress syndrome	急性呼吸窘迫综合征
ARR	Absolute risk reduction	绝对危险度降低
ARV	Antiretroviral	抗反转录病毒
ARVD	Arrythmogenic right ventricular dysplasia	致心律失常性右室发育不良
ASA	Acetylsalicylic acid	乙酰水杨酸、阿司匹林
ASA	Anterior spinal artery	脊髓前动脉
ASIA	American Spinal Injury Association	美国脊髓损伤协会
AT	Antithrombin	抗凝血酶
ATP	Adenosine triphosphate	三磷腺苷
AT Ⅲ	Antithrombin Ⅲ	抗凝血酶 Ⅲ

AVM	Arteriovenous malformation	动静脉畸形
BG	Basal ganglia	基底节
BG	Blood glucose	血糖
BID	Twice daily	每日2次
BNP	Brain naturetic peptide	脑钠肽
BP	Blood pressure	血压
BUN	Blood urea nitrogen	血尿素氮
CAD	Coronary artery disease	冠状动脉疾病
CaO_2	Arterial oxygen content	动脉血氧含量
CBC	Complete blood count	全血细胞计数
CBF	Cerebral blood flow	脑血流量
$C_{Br}DO_2$	Cerebral oxygen delivery	脑氧供
CBV	Cerebral blood volume	脑血容量
CCP	Anticyclic citrullinated peptide	抗环瓜氨酸肽
CE	Cerebellar encephalitis	小脑脑炎
CG	Cryoglobulinemia	冷球蛋白血症
CI	Contraindication	禁忌证
CIDP	Chronic inflammatory demyelinating polyneuropathy	慢性炎症性脱髓鞘性多发性周围神经病
CK	Creatinine kinase	肌酸激酶
$CMRO_2$	Cerebral metabolic oxygen uptake	脑氧代谢率
CMV	Cytomegalovirus	巨细胞病毒
CN	Cranial nerves	脑神经
CNS	Central nervous system	中枢神经系统
CO_2	Carbon dioxide	二氧化碳
COPD	Chronic obstructive pulmonary disease	慢性阻塞性肺疾病
CPAP	Continuous positive airway pressure	持续气道正压通气
CPP	Cerebral perfusion pressure	脑灌注压
CS	Churg-Strauss	Churg-Strauss 综合征
CSF	Cerebrospinal fluid	脑脊液
CSW	Cerebral salt wasting	脑盐耗
CT	Computed tomography	计算机断层扫描

CTA	Computed tomography angiogram 计算机断层扫描血管造影
CVA	Cerebrovascular accident 脑血管意外
CvO₂	Cerebral venous oxygen content 脑静脉氧含量
CVR	Cerebrovascular resistance 脑血管阻力
DDAVP	Arginine vasopressin 去氨加压素
DE	Diencephalon encephalitis 间脑脑炎
DI	Diabetes insipidus 糖尿病性尿崩
DIP	Distal interphalangeal 远端指节间的
DKA	Diabetic ketoacidosis 糖尿病酮症酸中毒
DM	Diabetes mellitus 糖尿病
DVT	Deep vein thrombosis 深静脉血栓形成
DWI	Diffusion-weighted imaging 扩散加权成像
EBV	Ebstein-Barr virus Epstein-Barr 病毒（又称人类疱疹病毒4型）
EDH	Epidural hematoma 硬膜外血肿
EEG	Electroencephalogram 脑电图
EMG	Electromyography 肌电图
ENA	Extractable nuclear antibody 可提取核抗原抗体
EOM	Extraocular movements 眼外运动
ETT	Endotracheal tube 气管插管
EVD	External ventricular drain 脑室外引流
FiO₂	Fractional inspired oxygen 吸入氧浓度
GABA	Gamma-aminobutyricacid γ-氨基丁酸
GAD	Gadolinium 钆
GBS	Guillain-Barré syndrome 格林—巴利综合征
GCA	Giant cell arteritis 巨细胞动脉炎
GCS	Glasgow Coma Scale 格拉斯哥昏迷量表
GI	Gasrointestinal 胃肠道
GN	Glomerulonephritis 肾小球肾炎
Hb	Hemoglobin 血红蛋白
HCO₃⁻	Bicarbonate 碳酸氢根
HELLP	Hemolysis elevated liver enzymes low platelet count 溶血，肝酶升高和低血小板计数

Hep B	Hepatitis B	乙肝
Hg	Mercury	汞
HHV-6	Human herpes virus 6	人类疱疹病毒6型
HIT	Heparin-induced thrombocytopenia	肝素诱发的血小板减少症
HIV	Human immunodeficiency virus	人类免疫缺陷病毒
HOB	Head of bed	床头
HOCM	Hypertrophic obstructive cardiomyopathy	肥厚性梗阻型心肌病
HONK	Hyperglycemic hyperosmolar non-ketotic coma	高血糖高渗性非酮症昏迷
HRT	Hormone replacement therapy	激素替代疗法
HSP	Henoch-Schönlein purpura	过敏性紫癜
HSV	Herpes simplex virus	单纯疱疹病毒
HTN	Hypertension	高血压
IA	Intra-arterial	动脉内
ICA	Internal carotid artery	颈内动脉
ICD	Implantable cardioverter defibrillator	植入式心脏复律除颤器
ICH	Intracerebral hemorrhage	颅内出血
ICP	Intracranial pressure	颅内压
ICU	Intensive care unit	重症监护室
IM	Intramuscular	肌肉内的
INH	Isoniazid	异烟肼
INR	International normalized ratio	国际标准化比值
IP	Interphalangeal	指节间的
IV	Intravenous	静脉内
IVH	Intraventricular hemorrhage	脑室出血
IVIG	Intravenous immunoglobulin	静脉注射免疫球蛋白
LCMV	Lymphocytic choriomeningitis virus	淋巴细胞性脉络丛脑膜炎病毒
LE	Limbic encephalitis	边缘叶脑炎
LMWH	Low molecular weight heparin	低分子量肝素
LOC	Level of consciousness	意识水平
LP	Lumbar puncture	腰椎穿刺
LV	Left ventricle	左心室

MAOI	Monoamine oxidase inhibitor	单胺氧化酶抑制剂
MAP	Mean arterial pressure	平均动脉压
MCA	Middle cerebral artery	大脑中动脉
MCP	Metacarpal Phalangeal	掌指的
MEP	Maximal expiratory pressure	最大呼气压力
MI	Myocardial infarction	心肌梗死
MIP	Maximal inspiratory pressure	最大吸气压力
MM	Multiple myeloma	多发性骨髓瘤
MPA	Microscopic polyangiitis	显微镜下多血管炎（寡免疫复合物型小血管炎）
MRA	Magnetic resonance angiogram	核磁共振血管造影
MRI	Magnetic resonance imaging	核磁共振成像
MS	Multiple sclerosis	多发性硬化症
MTP	Metatarsal-phalangeal	跖趾
NMDA	N-methyl D-aspartate	N-甲基-D-天冬氨酸
NMO	Neuromyelitis optica	视神经脊髓炎
NNT	Number needed to treat	需治疗人数
NSAID	Non-steroidal anti-inflammatory drug	非甾体消炎药
NSE	Neuron-specific enolase	神经元特异性烯醇化酶
O_2	Oxygen	氧
OCP	Oral contraceptive pill	口服避孕药
ODS	Osmotic demyelination syndrome	渗透性脱髓鞘综合征
OER	Oxygen extraction ratio	氧摄取率
$PaCO_2$	Arterial partial pressure of carbon dioxide	动脉血二氧化碳分压
PaO_2	Arterial partial pressure of oxygen	动脉血氧分压
PAN	Polyarteritisnodosa	结节性多动脉炎
PbO_2	Brain tissue oxygenation	脑组织的氧压
$P_{br}O_2$	Brain tissue oxygen pressure	脑组织氧压
PCA	Posterior cerebral artery	大脑后动脉
PCR	Polymerase chain reaction	聚合酶链反应
pCO_2	Partial pressure of carbon dioxide	二氧化碳分压
PE	Pulmonary embolism	肺栓塞

PEA	Pulseless electrical activity	无脉性电活动
PEEP	Positive end-expiratory pressure	呼气末正压
PIP	Proximal interphalangeal	近端指节间
PMN	Polymorphonuclear neutrophil	多形核中性粒细胞
PNH	Paroxysmal nocturnal hemoglobinuria	阵发性睡眠性血红蛋白尿
PNS	Parasympathetic nervous system	副交感神经系统
PRx	Pressure reactivity index	压力反应系数
PSH	Paroxysmal sympathetic hyperactivity	阵发性交感神经功能亢进
PTT	Prothrombintime	凝血酶原时间
RA	Rheumatoid arthritis	风湿性关节炎
RASS	Richmond Agitation Sedation Scale	里士满镇静量表
RCMP	Restrictive cardiomyopathy	限制性心肌病
RCT	Randomized controlled trial	随机对照试验
RE	Rhombencephalitis	脑干脑炎
RF	Rheumatoid factor	类风湿因子
ROSC	Return of spontaneous circulation	自主循环回归
RVOT	Right ventricular outflow tachycardia	右心室流出性心动过速
SAH	Subarachnoid hemorrhage	蛛网膜下腔出血
SaO_2	Arterial hemoglobin oxygen saturation	动脉血红蛋白氧饱和度
SBP	Systolic blood pressure	收缩压
SC	Subcutanous	皮下
SCD	Sequential compression devices	顺序压缩装置
SCI	Spinal cord injury	脊髓损伤
SDH	Subdural hemorrhage	硬脑膜下出血
SIADH	Syndrome of inappropriate antidiuretic hormone	抗利尿激素分泌不当综合征
SE	Status epilepticus	癫痫持续状态
SE	Striatal encephalitis	纹状体脑炎
SjO_2	Jugular venous bulb oxygen saturation	颈静脉球血氧饱和度
S_jO_2ER	Jugular venous bulb oxygen saturation extraction ratio	颈静脉球血氧饱和度提取率
SLE	Systemic lupus erythmatosis	系统性红斑狼疮

SNRI	Serotonin norepinephrine reuptake inhibitor	5羟色胺去甲肾上腺素再摄取抑制剂
SSEP	Somatosensory evoked potential	体感诱发电位
SSRI	Selective serotonin reuptake inhibitor	选择性5羟色胺再摄取抑制剂
TB	Tuberculosis	肺结核
TBI	Traumatic brain injury	创伤性脑损伤
TCA	Tricyclic antidepressant	三环类抗抑郁药
TCD	Transcranial Doppler	经颅多普勒
TIA	Transient ischemic attack	短暂性脑缺血发作
tPA	Tissue plasminogen activator	组织纤溶酶原激活剂
UE	Upper extremity	上肢
UFH	Unfractionated heparin	普通肝素
US	Ultrasound	超声
VC	Vital capacity	肺活量
VF	Ventricular fibrillation	心室纤颤
VGCC	Voltage-gated calcium channel	电压门控性钙通道
VGKC	Voltage-gated potassium channel	电压门控性钾通道
VKA	Vitamin K antagonists	维生素K拮抗剂
VT	Ventricular tachycardia	室性心动过速
VZV	Varicella zoster virus	水痘带状疱疹病毒
WBC	White blood count	白细胞计数
WFNS	World Federation of Neurosurgeons Society	神经外科医生协会世界联合会
WG	Wegener's granulomatosis	韦格纳肉芽肿

索引

数字、希文及西文字母开头的名词索引

5-羟色胺综合征　191
Behçet病　143
CT灌注成像　42
CT评分　36
Cushing综合征　180
Duchenne型肌营养不良症　129
HELLP综合征　178
HIV　143
HSV　143
Hunt & Hess分级　29
Lambert-Eaton肌无力综合征　129　130
LCMV　143
Marshall创伤性脑损伤分级表　28
Richmond躁动—镇静程度量表（RASS）　30
RotterdamCT 脑部分级表　28
T1加权像　43
T2加权像　43
β受体阻滞剂　172

中文专业名词及短语索引

A

阿片类药物　183
阿司匹林　186

埃里希体病　143

B

白质　43
半暗带　63
本体感觉　97
苯二氮 类药物　183
闭锁综合征　135
变性　179
病理生理学　47　52
病史采集　33
病因学　33　52
不自主反射　112

C

颤抖　180
超声光束　62
痴呆　180
持续性植物状态　135
出血　71
穿透　95
创伤性脊髓损伤　99
创伤性脑损伤　27
创伤性脑损伤（TBI）　66
垂体　4　76
磁共振成像　38
次级感觉系统检查　25

D

大肠杆菌　148
大脑　2　9
大脑大静脉　8
大脑动脉环　7
大脑后动脉　7
大脑镰　2　40
大脑镰下疝　70
大脑前　6
大脑前动脉　6
大脑炎　119
大脑中动脉　6
代谢　181
代谢性酸中毒　190
单纯疱疹病毒　146
单核细胞增生李斯特菌　142
胆碱能反应　189
胆碱能药物　183
氮芥类药物　183
导水管　106
低钠血症　163
低碳酸血症　14
低温疗法　73
低血糖　119　186
地塞米松　149
癫痫　63
癫痫持续状态　62　63　119
癫痫发作　62　116
电解质　169
电解质紊乱　180
电压门控性钾通道　144

动静脉畸形　88　179
动脉瘤　39　41　75　77　179
动脉内溶栓　117
动脉血二氧化碳分压　14
动脉血管畸形　39
动脉血气分析　190
动脉炎　159
窦汇　7　8
毒理学　183
多发性硬化　128
多普勒频移　62

E

儿茶酚胺　170
二氧化碳和氧气　14

F

反常性栓塞　110
反射分级　27
非交通　102
非顺应性　49
非甾体类抗炎药　143
肺炎链球菌　142
分级　73
分流　179
分流术　107
氟康唑　147
辐射　167
负荷　166
腹泻　189

G

改良Fisher分级　29

钙通道阻滞剂　85
盖仑静脉　8
甘露醇　69
肝性脑病　176
感觉功能检查　20
感觉缺失　113
感觉障碍　113
感觉中枢　2
高钠血症　166
高热　170
高渗性非酮症　180
高渗盐水　69　165
高碳酸血症　14
高血糖昏迷　180
高血压急症　119
高血压脑病　178
格拉斯哥昏迷评分量表（GCS）　27
格林-巴利综合征（GBS）　128　129　131
共济失调　180
钩回疝　54　70
构音障碍　113
骨折　97
关节炎　160
冠状位　44

H

核磁共振　42
核磁共振成像MRI　42
横窦　8
横断　95

横贯性脊髓炎　98
横纹肌溶解　185
后交通动脉　6　7
呼吸暂停　183
呼吸暂停试验　136
环磷酰胺　160
灰质　43

J

机械通气　185
肌电图　130
肌痉挛　172
肌强直　172
肌萎缩性侧索硬化　128
肌营养不良症　129
肌张力失调　172
肌张力障碍　170
肌阵挛　139
基底池　54　75
基底动脉　6
急性呼吸窘迫综合征　184
急性神经功能缺损　35
脊髓　2　6　9　95
脊髓反射　136
脊髓灰质炎　128
脊髓前动脉　6　7
计算机断层成像　39
计算机断层成像CT　38
甲亢危象　180
甲硝唑　146
甲状腺功能减退　129
假单孢杆菌　148

间脑 2 4 9
僵直 139
交感神经系统 16
焦虑 180
角膜反射 139
结核分枝杆菌 144
结节病 143
解剖学方法 35
介入性颅内压监测 63
戒断症状 66
戒断综合征 171
金标准 48
金黄色葡萄球菌 142
近线性关系 55
经颅多普勒 62
惊厥 62
精氨酸加压素 168
颈动脉 6
颈动脉斑块破裂 110
颈动脉多普勒 114
颈静脉球血氧饱和度 58
颈静脉血氧定量 63
颈静脉血氧定量法 58
颈内动脉 6
颈内静脉 7 8
颈强直 76
颈外动脉 6
颈总动脉 6
痉挛 79
静脉注射免疫球蛋白 131
局灶性 62 68
聚合酶链反应 151

K

抗β2微球蛋白抗体 151
抗胆碱药物 183
抗反转录病毒 147
抗核抗体 121
抗利尿激素 4 163
抗利尿激素分泌不当综合征（SIADH） 126 163
抗磷脂综合征 151
抗凝血酶Ⅲ 151
抗体介导性 128
抗心磷脂抗体 151
可逆性后部脑病综合征 178
克雷伯菌 148
克雷伯氏菌感染脑脓肿 145
库欣综合征 129
狂犬病毒 143
扩散加权成像 43

L

拉贝洛尔 178
类固醇 149
立克次体病 143
连续脑电图 62 63
两性霉素 147
临床分级 29
临床评分 27
淋巴瘤 143
流代谢偶联 15
流感嗜血杆菌 142

流涎 189
颅内出血 30 75 88
颅内脓肿 119 144
颅内压 10 11
颅内压力 11
颅内肿瘤 143
颅脑顺应性 49
颅压 10

M

麻痹 113
脉络丛 107
脉络丛肿瘤 53
慢波 62
慢性炎症性脱髓鞘性多发性神经病变 129
美罗培南 146
弥漫 77
弥漫性 68 140
弥漫性轴索损伤 171
弥散性血管内凝血 185
弥散性轴索损伤 66

N

钠 163
难治性 119
脑出血（ICH）量表 30
脑出血 119
脑代谢 15
脑干 2 4 9
脑干脑炎 124
脑沟 2 54
脑灌注压 14 55
脑回 2
脑积水 51 102 111 116
脑脊液 10 82
脑静脉窦血栓形成 119 154
脑膜炎 53 119 142
脑膜炎奈瑟菌 142
脑内静脉窦血栓形成 150
脑钠肽 164
脑脓肿 149
脑桥 4 71
脑桥动脉 6
脑桥静脉 53
脑缺血 140
脑疝 50
脑疝综合征 70
脑神经功能 20
脑神经检查 20
脑实质 42
脑实质内监测仪 47 48
脑室 75
脑室导管 47 48
脑室扩张 88
脑室系统 2
脑室炎 53
脑水肿 49 51 52
脑死亡 4 135
脑损伤 49
脑性耗盐综合征 163
脑血管内皮细胞 12
脑血管炎 156
脑血流 63

脑血流量 14 42
脑血容积 42
脑血容量 52
脑炎 121 123 128
脑氧代谢率 58
脑氧供 58 63
脑叶出血 41
脑中心疝 70
脑自动调节 14
脑组织血氧饱和度 57
拟交感神经药物 183
拟交感神经中毒综合征 185
黏液性水肿 191
黏液性水肿昏迷 180
尿崩症 168
尿毒症 119
尿毒症性脑病 177
尿失禁 112
脓毒性脑病 175
脓毒血症 171

O

呕吐 189

P

皮肌炎 129
皮质类固醇 160
皮质视觉障碍 178
蜱传疾病 143
偏侧性感觉障碍 112
偏瘫 76 112
胼胝体 2 106

平均动脉压 178
平均通过时间或达到峰值时间 42
泼尼松 160
扑翼样震颤 176

Q

气管插管 185
前交通动脉 6
前角 128
桥本氏脑炎 180
青霉素G 146
氢化可的松 165
丘脑 9
丘脑和下丘脑 4
球孢子菌病 143
去大脑 139
去大脑僵直 176
全面缺氧 41
缺失 166
缺血 179
缺血半暗带 42
缺血性卒中 110 111 119
缺氧缺血性脑损伤 134

R

人类免疫缺陷病毒 147
认知检查 20 26
认知评价 36
容积 10
容积曲线 11
溶栓 89 113

205

肉毒杆菌中毒　129
乳果糖　181
乳酸　190
软脑脊膜　72

S

噻嗪类利尿药　163
三磷腺苷　60
上、下矢状窦　7
上矢状窦　7
上运动神经元　130
深静脉血栓　115
神经成像　38
神经反射　20
神经肌肉疾病　128
神经肌肉接头　130
神经监测　47
神经检查　20
神经胶质瘤　164
神经生理学　10
神经影像学　45
神经元　52　68
神经源性休克　100
神经重症监护评分　27
神经重症紧急监护处理方法　32
神经阻滞剂恶性综合征　171
　　　　188
肾衰竭　177
渗透性脑水肿　52
渗透性髓鞘溶解综合征　165
渗透压　168
失语　112

矢状位　44
世界脑外科医生联合会分级　29
视神经脊髓炎　124
视神经盘水肿　53
视神经鞘　54
室性心动过速（VT）　183　186
受体激动剂　174
栓塞　179
水痘-带状疱疹病毒　147
酸中毒　180
损伤　95

T

糖尿病酮症酸中毒　180
体感诱发电位　140
体格检查　33
同向偏盲　112
瞳孔散大　183
头孢曲松　146
透析失衡综合征　177
脱髓鞘病变　128

W

外疝　70
外周反射　24
外周感觉检查　24
外周感觉形态　24
外周神经　128
万古霉素　147
妄想　180
微生物感染　142
微透析　60

韦格纳肉芽肿 160
紊乱 68
无动性缄默状态 135
无反应范围 32
五羟色胺综合征 183

X

系统性红斑狼疮 143 160
细胞毒性 51
下丘脑 9
下矢状窦 8
下运动神经元 130
硝普钠 178
小脑 2 4 9
小脑扁桃体疝 70
小脑后下动脉 6
小脑检测 26
小脑检查 20
小脑前下动脉 6
小脑上动脉 6
心房黏液瘤 110
心肌梗死 185
心肌缺血 185
心钠肽 164
心室纤颤 (VF) 186
心脏停搏 41 185
血管炎 156
血管源性 51
血管再通术 115
血管造影 38
血红蛋白尿 151
血浆置换 131

血流动力学 115
血－脑屏障 8
血栓 112
血栓形成 153
血小板减少症（HIT） 151
循证 116

Y

压力反应系数 55
压迫 95
亚临床 62
延髓 4 71
盐皮质激素 163
厌氧菌 146
腰穿 77
腰膨大动脉 7
液体衰减翻转恢复 43
遗传性出血性毛细血管扩张症
　（Osler Weber Rendu综合征）
　145
异常 68
异烟肼 143
抑郁 180
意识水平变化 32
意识水平改变 113
阴离子间隙 184
隐球菌 53 147
隐球菌病 143
影像学分类 29
硬膜外螺栓 47
硬膜下螺栓 47 48
硬脑膜 72

硬脑膜外 53
硬脑膜下 53
优势半球 112
有机磷 189
右颈总动脉 6
预后 75
预后评分 28
原Fisher分级 29
运动功能 20
运动功能评分分级 27
运动中枢 2

肿瘤占位 119
重症肌无力 128 130 131
重症监护谵妄评估表 31
重组活化人凝血因子Ⅶ对 93
周围神经病 180
轴索性 128
轴突 181
轴位 41
蛛网膜 72
蛛网膜下腔出血 29 75 119
撞击 95
椎动脉 6
椎基底动脉 6
椎间盘 95
锥体外系 180
赘生物 179
姿势异常 170
子痫 178
自发 88
自身免疫性 156
自旋—晶格弛豫 43
自旋—自旋弛豫 43
卒中 110
阻塞 50
组织型纤溶酶原激活剂 116
最低意识状态 135
左颈总动脉 6
左心房血栓 110

Z

造影剂 89
谵妄 31 172
障碍 50
阵发性交感神经过度兴奋（PSH）170
阵发性睡眠性 151
镇静评分 30
震颤 180
支配 181
直窦 8
中毒综合征 174 183
中脑 4
中枢神经系统 9
中枢性尿崩症 166 167
肿瘤 107

书　　名	神经重症监护要点
	Shenjing Zhongzheng Jianhu Yaodian
主　　编	[加]麦平德·S.塞克宏　唐纳德·E.格里戴尔
译　　者	林兆恒　龚焱　张颖影
特邀校对	刘平华　周　芳
责任编辑	金　博　芮晴舟
装帧设计	徐　炜
出版发行	上海世界图书出版公司
地　　址	上海市广中路88号9－10楼
邮　　编	200083
网　　址	http://www.wpcsh.com
经　　销	新华书店
印　　刷	上海新艺印刷有限公司
开　　本	890mm×1240mm　1/32
印　　张	7
字　　数	22.5千字
印　　数	1—3000
版　　次	2017年3月第1版　2017年3月第1次印刷
版权登记	图字09-2016-687号
书　　号	ISBN 978-7-5192-2228-4/R·406
定　　价	80.00元

版权所有　翻印必究

如发现印装质量问题，请与印刷厂联系

（质检科电话：021-56683130）